健康中国 · 家有名医

| 姓名 | | 性别 | | 科别 | | 日期 | |

名医教你看
化验报告

健康中国 · 家有名医

主 编 —— 胡晓波

上海科学技术文献出版社
Shanghai Scientific and Technological Literature Press

图书在版编目（CIP）数据

名医教你看化验报告 / 胡晓波主编 . —上海：上海科学技术文献出版社，2020（2022.1重印）

（健康中国·家有名医丛书）

ISBN 978-7-5439-8107-2

Ⅰ.①名…　Ⅱ.①胡…　Ⅲ.①实验室诊断—普及读物　Ⅳ.① R446-49

中国版本图书馆 CIP 数据核字 (2020) 第 053976 号

策划编辑：张　树
责任编辑：付婷婷　张亚妮
封面设计：樱　桃

名医教你看化验报告
MINGYI JIAONIKAN HUAYAN BAOGAO
主编　胡晓波
出版发行　上海科学技术文献出版社
地　　址　上海市长乐路 746 号
邮政编码　200040
经　　销　全国新华书店
印　　刷　常熟市人民印刷有限公司
开　　本　650×900　1/16
印　　张　21
字　　数　217 000
版　　次　2020 年 7 月第 1 版　2022 年 1 月第 2 次印刷
书　　号　ISBN 978-7-5439-8107-2
定　　价　35.00 元
http://www.sstlp.com

"健康中国·家有名医"丛书总主编简介

王 韬

同济大学附属东方医院主任医师、教授、博士生导师，兼任上海交通大学媒体与传播学院健康与医学传播研究中心主任。创立了"达医晓护"医学传播智库和"智慧医典"健康教育大数据平台；提出了"医学传播学"的学科构想并成立"中国医学传播学教学联盟"。任中国科普作家协会医学科普创作专委会主任委员、应急安全与减灾科普专委会常务副主任委员、中华预防医学会灾难预防医学分会秘书长。全国创新争先奖、国家科技进步奖二等奖、上海市科技进步奖一等奖、中国科协"十大科学传播人物"获得者。"新冠"疫情期间担任赴武汉国家紧急医学救援队（上海）副领队。

"健康中国·家有名医" 丛书编委会

丛书总主编:

王　韬　　中国科普作家协会医学科普创作专委会主任委员
　　　　　主任医师、教授

丛书副总主编:

方秉华　　上海申康医院发展中心党委副书记、主任医师、教授
唐　芹　　中华医学会科学技术普及部、研究员

丛书编委:

马　骏　　上海市同仁医院院长、主任医师
卢　炜　　浙江传媒学院电视艺术学院常务副院长、副书记
冯　辉　　上海中医药大学附属光华医院副院长、主任医师
孙　烽　　中国科普作家协会医学科普创作专委会秘书长、副教授
李本乾　　上海交通大学媒体与传播学院院长、教育部"长江学者"
　　　　　特聘教授
李江英　　上海市红十字会副会长
李　红　　福建省立医院党委副书记、主任护师、二级教授
李春波　　上海交通大学医学院附属精神卫生中心副院长
　　　　　上海交通大学心理与行为科学研究院副院长、主任医师
李映兰　　中南大学湘雅护理学院副院长、主任护师
杨海健　　黄浦区卫健委副主任、副主任医师
吴晓东　　上海市卫生人才交流服务中心主任
汪　妍　　上海电力医院副院长、主任医师

本书编委会

总　序

　　健康是人生最宝贵的财富,然而疾病却是绕不开的话题。2020年中国人民共同经历了一场战"疫",本应美如画卷的春天,被一场突如其来的疫情打破。这让更多人认识到健康的重要性,也激发了全社会健康意识的觉醒。

　　现代社会快节奏和高强度的生活方式,使我们常常处于亚健康状态。美食诱惑、运动不足、嗜好烟酒,往往导致肥胖,诱发高血压、高血脂、高血糖、高尿酸乃至冠心病、脑卒中,甚至损伤肺功能,造成肾功能衰退,而久病卧床又会造成肺炎、压疮、下肢血管栓塞等衍生疾病……凡此种种,严重影响人们的健康生活。

　　"经济要发展,健康要上去"是每个老百姓的追求,健康是人们最具普遍意义的美好生活需要。鉴于此,上海科学技术文献出版社策划出版了"健康中国·家有名医"丛书。丛书作者多为上海各三甲医院临床一线专科医生,遴选临床常见病、多发病,为广大读者提供一套随时可以查阅的医学科普读物。

　　如今,在国内抗"疫"获得阶段性胜利的情况下,全国各地逐渐复工复产,医务人员和出版人也在用自己的实际行动响应政府号召。上海科学技术文献出版社精心打造的这套丛书,为全社会健康保驾护航,让大众在疫情后期更加关注基础疾病的治疗,提高机体免疫力,在这场战"疫"取得全面胜利的道路上多占

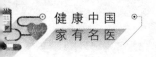
得一些先机，也希望人们可以早日恢复健康生活。

本丛书秉承上海科学技术文献出版社曾经出版的"挂号费"丛书理念，作为医学科普读物，为广大读者详细介绍了各类常见疾病发病情况，疾病的预防、治疗，生活中的饮食、调养，疾病之间的关系，治疗的误区，患者的日常注意事项等。其内容新颖、系统、实用，适合患者、患者家属及广大群众阅读，对医生临床实践也具有一定的参考价值。本丛书版式活泼大气、文字舒展，采用一问一答的形式，逻辑严密、条理清晰，方便阅读，也便于读者理解；行文深入浅出，对晦涩难懂的术语采用通俗表达，降低阅读门槛，方便读者获取有效信息，是可以反复阅读、随时查询的家庭读物，宛若一位指掌可取的"家庭医生"。

本丛书的创作团队，既是抗"疫"的战士，也是健康生活的大使。作为国家紧急医学救援队的一员，从武汉方舱医院返回上海的第一时间能够看到丛书及时出版，我甚是欣慰。衷心盼望丛书可以让大众更了解疾病、更重视健康、更懂得未病先防，为健康中国事业添砖加瓦。

王 韬

中国科普作家协会医学科普创作专委会主任委员

赴武汉国家紧急医学救援队（上海）副领队

2020 年 4 月 3 日于上海

前　言

　　根据读者反馈和检验项目的进展,新版在原版基础上,删除较少做或已淘汰的检验项目 50 余项,同时增加了一些新的检验项目,根据实用性、先进性和科学性原则,最终遴选了约 410 项检验项目。

　　在编写方面力求简明扼要,并在易于阅读和理解上下功夫,着重介绍常用检验项目的参考区间、标本采集要求和临床价值等方面,特别是保持了第一版的鲜明特色,将异常检验结果从非病理性因素和病理性因素两个方面着手进行解读,便于广大非医学专业背景读者能了解检验基本知识,对医学专业人员也能有所参考,以适应患者、医生、检验和护理人员需求。需注意的是,大部分检验项目的参考区间在不同医疗机构不尽相同,不仅与各临床实验室所用检验方法不同有关,而且与参考人群的来源不同也有关。

　　全体编者在此书编写过程中付出了艰辛的劳动,在此衷心感谢全体编者和上海科学技术文献出版社。因作者水平有限,书中难免挂一漏万,敬请广大读者批评指正。

胡晓波

目　录

第一章　临床一般检验

第一节　血液一般检查

一、血常规,全血细胞计数(CBC)

【参考区间】

表1　血液分析仪法

项　目	男　性	女　性
红细胞计数(RBC、ERY)	$(4.3 \sim 5.8) \times 10^{12}/L$	$(3.8 \sim 5.1) \times 10^{12}/L$
血红蛋白(Hb、HGB)	130~175 g/L	115~150 g/L
血细胞比容(HCT、PCV)	0.40~0.50	0.35~0.45
红细胞平均体积(MCV)	82~100 fL	
红细胞平均血红蛋白量(MCH)	27~34 pg	
红细胞平均血红蛋白浓度(MCHC)	316~354 g/L	
红细胞体积分布宽度(RDW)	11.7%~14.2%	
白细胞计数(WBC、LEU)	$(3.5 \sim 9.5) \times 10^{9}/L$	
血小板计数(PLT、BPC)	$(125 \sim 350) \times 10^{9}/L$	
平均血小板体积(MPV)	6.5~12.0 fL	
血小板体积分布宽度(PDW)	16%~17%(CV)或 6.8~8.0 fL	
白细胞分类计数(DC、Diff)		
绝对值　中性粒细胞(N)	$(1.8 \sim 6.3) \times 10^{9}/L$	
嗜酸性粒细胞(E)	$(0.02 \sim 0.52) \times 10^{9}/L$	
嗜碱性粒细胞(B)	$(0 \sim 0.06) \times 10^{9}/L$	
淋巴细胞(L)	$(1.1 \sim 3.2) \times 10^{9}/L$	
单核细胞(M)	$(0.1 \sim 0.6) \times 10^{9}/L$	

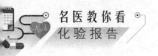

(续表)

项　目		男　性	女　性
百分数	N％	40％～75％	
	E％	0.4％～8％	
	B％	0％～1％	
	L％	20％～50％	
	M％	3％～10％	

警告值：$Hb < 70\,g/L$ 或 $> 200\,g/L$。$N < 0.5 \times 10^9/L$ 或 $> 50 \times 10^9/L$。$WBC < 2.0 \times 10^9/L$ 或 $> 100 \times 10^9/L$。$PLT < 20 \sim 50 \times 10^9/L$ 或 $> 1\,000 \times 10^9/L$。

【标本采集要求】

全血，采集于紫盖 EDTA 抗凝管。采血前患者应尽量避免脂肪饮食。拒收出现凝块、溶血、从静脉输液部位采集的稀释血液或采血管错误的标本。

【异常结果解读】

1. 非病理因素

（1）RBC 增高：高海拔居住、吸烟者和紧张。RBC 减低：妊娠。

（2）Hb 增高：高海拔居住，紧张，服用地塞米松、红细胞生成素、右旋糖酐或铁会增高。血红蛋白升降有昼夜节律，上午 8 点最高，晚上 8 点最低；吸烟者血红蛋白较非吸烟者高；白细胞计数极高、高脂血症或红细胞抵抗溶血时会增高。Hb 减低：妊娠，服用别嘌醇、对氨水杨酸、吲哚美辛。

（3）HCT 增高：高海拔居住、吸烟者。HCT 减低：妊娠。

（4）MCV、MCH、MCHC 增高：当白细胞计数极高时会导致结果假性增高。血红蛋白结果假性增高时，MCH 和 MCHC 结果将无效。MCV、MCH、MCHC 减低：红细胞凝集或形成缗钱状会导致结果假性减低。

（5）PLT 减低：服用奎宁、奎尼丁、洋地黄、普鲁卡因胺、噻嗪类利尿剂、磺胺类药、苯妥英、阿司匹林、青霉素、肝素、金盐、甲丙氨酯、苯基丁氮酮、非类固醇抗炎药、甲基多巴、西咪替丁、呋塞米、异烟肼、头孢菌素、氯丙嗪、有机砷、氯喹、血小板糖蛋白Ⅱb/Ⅲa 抑制剂、雷尼替丁、吲哚美辛、卡铂、噻氯匹定或氯吡格雷药物。PLT 增高：口服避孕药，体力劳动后。

（6）WBC 增高：进食后、剧烈运动或紧张。WBC 减低：服用抗惊厥药（如苯妥英类药）、抗感染药［如氟胞嘧啶和甲硝唑（灭滴灵）］、多数抗肿瘤药、非甾体类消炎药［如吲哚美辛（消炎痛）］或治疗甲状腺功能亢进的药物。

（7）DC 异常：进食后、剧烈运动、紧张、长期使用类固醇或长期接触化学毒物（如杀虫剂）会使白细胞分类的结果异常。紧张、过敏反应、类固醇或妊娠会导致嗜碱性粒细胞减低。类固醇会导致淋巴细胞减低。服用糖皮质激素会导致单核细胞减低。紧张会导致中性粒细胞增高。服用免疫抑制剂、抗生素、抗甲状腺类药物会导致中性粒细胞减低。

2. 病理性因素

（1）RBC 增高：脱水、真性红细胞增多症、肺病、肾癌或其他影响红细胞造血的肿瘤、遗传性疾病（血红蛋白氧释放异常等）。RBC 减低：贫血、急性或慢性出血、红细胞破坏（如溶血性贫血

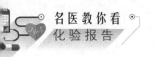

等),慢性肾脏病,营养缺乏(如铁、维生素 B_{12}、叶酸),慢性炎症性疾病或骨髓衰竭。

(2) Hb:常与 RBC 结果变化一致,提供辅助信息。

(3) HCT 增高:常与 RBC 结果变化一致,但最常见原因是脱水。HCT 减低:常与 RBC 结果变化一致。

(4) MCV、MCH 增高:维生素 B_{12} 缺乏症、叶酸缺乏症、肝病、甲状腺功能减退和骨髓再生不良。MCHC 增高:自身免疫性溶血性贫血、烧伤和遗传性球形红细胞增多症。MCV、MCH、MCHC 减低:缺铁性贫血或轻型珠蛋白生成障碍性贫血。

(5) RDW 正常:伴 MCV 增高见于再生障碍性贫血或白血病前期;MCV 正常见于慢性病贫血、急性失血或溶血、慢性淋巴细胞白血病(CLL)、慢性髓细胞白血病、酶缺乏贫血或血红蛋白病;MCV 减低见于慢性病贫血、杂合子型珠蛋白生成障碍性贫血。RDW 增高:伴 MCV 增高见于大细胞贫血,如叶酸或维生素 B_{12} 缺乏所致巨幼细胞贫血、免疫性溶血性贫血、冷凝集素、CLL 或肝病;MCV 正常见于缺铁性贫血早期、叶酸或维生素 B_{12} 缺乏早期或血红蛋白病;MCV 减低见于缺铁性贫血、红细胞碎片、血红蛋白 H 病或中间型珠蛋白生成障碍性贫血。

(6) PLT 增高:贫血(如缺铁性贫血、溶血性贫血),肿瘤(如肺癌、胃肠道肿瘤、卵巢癌、乳腺癌、淋巴瘤),感染(如结核),脾切除后,炎症(如炎症性肠病、类风湿性关节炎)。PLT 减低:破坏增加[免疫性血小板减少性紫癜,病毒感染(如传染性单核细胞增多症、肝炎、艾滋病、麻疹等),肝素诱导性血小板减少症、肝硬化、其他肿瘤骨髓转移、自身免疫性溶血性贫血、血栓性血小板减少性紫癜、败血症、弥漫性血管内凝血和溶血尿毒症综合征〕,产生减少(骨髓异常、白血病、淋巴瘤、纤维化、遗传性疾病、Wiskott-Aldrich 综合征、May-Hegglin 畸形、维生素 B_{12} 缺乏、叶酸缺乏)或脾功能亢进。

(7) MPV 增高:骨髓增生性疾病、免疫性血小板减少性紫癜、血管炎、脾切除或某些血小板减少的病例。MPV 减低:再生障碍性贫血、炎症性肠病、化疗。

(8) PDW 增高:血小板活化或血管病变、某些肿瘤。

(9) WBC 增高:感染(主要是细菌或部分病毒,真菌和寄生虫少见),炎症(如类风湿性关节炎、血管炎或炎症性肠病),白血病、创伤、心肌梗死、骨髓增殖性肿瘤、烧伤、过敏反应(如过敏、哮喘)等。WBC 减低:骨髓损伤(如化疗、放疗),免疫系统疾病(如艾滋病),骨髓病变(如骨髓增生异常综合征、维生素 B_{12} 或叶酸缺乏),淋巴瘤或其他肿瘤骨髓转移,自身免疫性疾病(如狼疮),营养缺乏,严重感染(如败血症)。

(10) 中性粒细胞增高:急性细菌性感染、急性心肌梗死,炎症(如炎症性肠病、类风湿关节炎),慢性白血病,部分病毒或真菌感染。中性粒细胞减低:再生障碍性贫血、骨髓增生异常综合征、重度感染、自身免疫性疾病、肿瘤骨髓转移。

(11) 淋巴细胞增高:急性病毒性感染(如肝炎、水痘、巨细胞病毒、EB 病毒、疱疹病毒、风疹病毒),某些细菌感染(如百日咳、结核),淋巴瘤,淋巴细胞白血病。淋巴细胞减低:人类免疫缺陷病毒感染、结核、肝炎、流感,自身免疫性疾病(如狼疮、类风湿性关节炎),免疫缺陷,骨髓损伤(化疗、放疗等)。

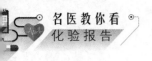
（12）单核细胞增高：慢性感染（如结核、真菌），细菌性心内膜炎、炎症性肠病、单核细胞白血病、慢性髓单核细胞白血病、幼年型髓单核细胞白血病、胶原血管病（如狼疮、硬皮病、类风湿性关节炎、血管炎）。单核细胞减低：骨髓损伤或衰竭、毛细胞白血病。

（13）嗜酸性粒细胞增高：过敏性疾病、寄生虫感染、皮肤病（如湿疹、皮炎），炎症性疾病（如乳糜泻、炎症性肠病），某些恶性肿瘤，高嗜酸性粒细胞髓系肿瘤。

（14）嗜碱性粒细胞增高：过敏反应、炎症、白血病（如慢性髓细胞性白血病）。

二、异常红细胞形态

【参考区间】

正常红细胞呈圆盘形，大小均一，平均直径 7.2 μm（6.7～7.7 μm）。瑞氏染色后呈淡粉红色，向心性淡染，胞质内无异常结构。

【标本采集要求】

全血，采集于紫盖 EDTA 抗凝管或新鲜全血直接制片。拒收出现凝块或溶血的标本。

【异常结果解读】

（1）大小。大红细胞：维生素 B$_{12}$或叶酸缺乏性贫血、慢性酗酒、肝病、甲状腺疾病和骨髓增生异常综合征；小红细胞：缺铁性贫血或珠蛋白生成障碍性贫血（地中海贫血）。

（2）形态。棘形红细胞：脾切除术后或肝病；刺形红细胞：肾衰竭；椭圆形红细胞：遗传性椭圆形红细胞增多症或各类贫血、骨髓纤维化；缗钱状红细胞：多发性骨髓瘤或 Waldenstrom 巨球蛋白血症;镰形红细胞:镰形细胞贫血;靶形红细胞:血红蛋白病、珠蛋白生成障碍性贫血或各类贫血、肝病;泪滴形红细胞:骨髓纤维化或珠蛋白生成障碍性贫血;红细胞碎片:弥漫性血管内凝血(DIC)、溶血尿毒症综合征、血栓性血小板减少性紫癜、人工心脏瓣膜;球形红细胞:遗传性球形红细胞增多症或自身免疫性溶血性贫血。

（3）颜色。低色素红细胞:珠蛋白生成障碍性贫血或缺铁性贫血;高色素红细胞:球形红细胞疾病;多色素红细胞:未成熟红细胞从骨髓过早释放。

（4）细胞内结构。有核红细胞:重度贫血、骨髓纤维化、珠蛋白生成障碍性贫血、粟粒性结核、骨髓转移癌或慢性缺氧;嗜碱性点彩红细胞:重金属中毒、营养缺乏或骨髓纤维化;Howell-Jolly 小体:镰状细胞贫血、溶血性或巨幼细胞性贫血或脾切除术后;Cabot 环:各类贫血;Heinz 小体:G6PD 缺乏症、药物诱导性溶血或不稳定血红蛋白病。

（5）疟原虫。疟疾。

三、异常白细胞形态

【参考区间】

中性粒细胞呈圆形，直径 10～15 μm，胞质为粉红色。颗粒量多、细小、均匀呈紫红色，胞核弯曲呈杆状、带状、腊肠样、或分2～5叶，染色质粗糙，呈深紫红色。

淋巴细胞呈圆形或椭圆形，直径 6～15 μm，胞质透明，淡蓝色，多无颗粒。胞核呈圆形、椭圆形或肾形，染色质呈深紫红色、

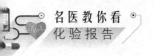

粗糙成块。

单核细胞呈圆形、椭圆形或不规则形,直径 $10\sim20\ \mu m$,胞质半透明,灰蓝色或灰红色,颗粒细小,呈尘土样,紫红色。胞核呈肾形、"山"字形、马蹄形,或扭曲折叠不规则形,染色质呈疏松网状,淡紫红色。

嗜酸性粒细胞呈圆形,直径 $13\sim15\ \mu m$,胞质着色不清。颗粒橘黄、粗大,整齐排列、均匀充满胞质。胞核多分 2 叶,染色质粗糙,呈深紫红色。

嗜碱性粒细胞呈圆形,直径 $10\sim12\ \mu m$,胞质着色不清。颗粒紫黑色、量少、大小不均,可盖于核上,胞核不清晰,染色质粗糙,呈紫红色。

【标本采集要求】

全血,采集于紫盖 EDTA 抗凝管或新鲜全血直接制片。拒收出现凝块或溶血的标本。

【异常结果解读】

1. 非病理因素

近期输血、患者血液蛋白质含量增高、血液标本凝固或血涂片制备和染色不佳会影响白细胞形态。

2. 病理性因素

(1) 中性粒细胞。毒性颗粒:严重感染、烧伤或创伤。中毒空泡:伴随于毒性颗粒。Döhle 小体:烧伤、创伤、急性或全身性感染或接触毒物(如化疗药)。Auer 小体:急性髓系白血病或骨髓增生异常综合征。分叶增多:维生素 B_{12} 或叶酸缺乏性贫血、骨髓发育不良。Pelger-Huët 畸形或假 Pelger-Huët 畸形:遗传性疾病或骨髓发育不良。Alder-Reilly 颗粒:黏多糖病(Hurler 或 Hunter 综合征)。Chédiak-Higashi 畸形:遗传性疾病或少数急性髓细胞白血病。

(2)淋巴细胞。反应性淋巴细胞:病毒感染,如传染性单核细胞增多症。毛细胞:毛细胞白血病。

四、网织红细胞(Ret)

【参考区间】

血液分析仪法。成人:相对值 0.5～1.5％,绝对值 (24 ～ 84) $\times 10^9/L$;新生儿:相对值 ≤ 6.0％。

【标本采集要求】

全血,采集于紫盖 EDTA 抗凝管。拒收出现凝块、溶血的标本。标本采集时扎压脉带时间不能过长。

【异常结果解读】

1. 非病理因素

(1)增高:高海拔居住、吸烟、妊娠,服用抗疟药、退热药、促肾上腺皮质激素、呋喃唑酮或左旋多巴等药物。

(2)减低:服用硫唑嘌呤、氯霉素、放线菌素 D 或甲氨蝶呤等药物。

磺胺类药会导致结果假性增高或减低。近期输血者也会干扰检测结果。

2. 病理性因素

(1)增高:失血、溶血或贫血治疗后(如硫酸亚铁、治疗缺铁性贫血)。

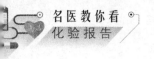

（2）减低：影响红细胞生成的疾病，如营养性贫血（如缺铁、叶酸、维生素 B_{12}）或骨髓病变或损伤。

表2　网织红细胞计数联合红细胞指数在疾病诊断中的价值

MCV, RDW	Ret $< 75 \times 10^9$/L	Ret $\geq 100 \times 10^9$/L
低,正常	慢性病贫血	
正常,正常	慢性病贫血	
高,正常	化疗、抗病毒治疗、酗酒、再生障碍性贫血	慢性肝病
低,高	缺铁性贫血	镰状细胞 β 地中海贫血
正常,高	铁、叶酸、维生素 B_{12} 缺乏早期，骨髓发育不良	镰状细胞贫血、镰状细胞病
高,高	叶酸或维生素 B_{12} 缺乏症、骨髓发育不良	慢性肝病

五、嗜酸性粒细胞直接计数（EOS）

【参考区间】

血液分析仪法：$(0.02 \sim 0.52) \times 10^9$/L。

【标本采集要求】

全血，采集于紫盖 EDTA 抗凝管。拒收出现凝块、放置时间超过 4 小时的标本。

【异常结果解读】

1. 非病理因素

有昼夜节律，早晨最低，一日内生理性变异可 $> 40\%$。华法林过敏、摄入左旋色氨酸药物会导致增高。

2. 病理性因素

增高：过敏、寄生虫感染（旋毛虫病、包虫病）、曲霉菌病、血管神经性水肿、胶原血管病、急性高嗜酸性粒细胞综合征、嗜酸性粒细胞性非变应性鼻炎、骨髓增殖性疾病、淋巴瘤、放疗、荨麻疹、恶性贫血、天疱疮、炎症性肠病和支气管哮喘。

六、红细胞沉降率(ESR)

【参考区间】

魏氏法：＜50 岁男性每小时 0～15 mm，≥50 岁男性每小时 0～20 mm；＜50 岁女性每小时 0～25 mm，≥50 岁女性每小时 0～30 mm；新生儿每小时 0～2 mm；儿童每小时 0～10 mm。

【标本采集要求】

全血，采集于黑盖枸橼酸钠抗凝管或紫盖 EDTA 抗凝管(适用于特定仪器)。拒收出现凝块、溶血、血量不足的标本。标本采集时扎压脉带时间不能过长。

【异常结果解读】

1. 非病理因素

(1) 增高：老年、妊娠、月经或极度肥胖者，服用右旋糖酐、甲基多巴、口服避孕药、青霉胺、普鲁卡因胺、茶碱或维生素 A 等药物。

(2) 减低：服用阿司匹林、可的松或奎宁等药物。标本冷藏保存或实验延迟也会干扰检测结果。

2. 病理性因素

增高：炎症、感染、风湿性多肌痛、颞动脉炎、多发性骨髓瘤或 Waldenstrom 巨球蛋白血症。

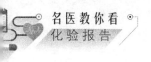
七、疟原虫

【参考区间】

薄血膜和厚血膜涂片检查无疟原虫。

【标本采集要求】

采集全血或末梢血于紫盖 EDTA 抗凝管。

【异常结果解读】

检出疟原虫能确诊疟疾感染,常见的有间日疟、恶性疟、卵形疟和三日疟。间日疟、卵形疟和三日疟可查到环状体、滋养体、裂殖体和配子体,恶性疟可查到环状体和配子体。仅做一次检查不能排除疟原虫感染可能。

八、微丝蚴

【参考区间】

直接显微镜检查或厚血膜涂片检查无微丝蚴。

【标本采集要求】

全血,采集末梢血于紫盖 EDTA 抗凝管。班氏丝虫和马来丝虫有夜现性,最佳采血时间是晚上 10 时至次晨 2 时;罗阿丝虫有日间性,最佳采血时间是中午。其他丝虫没有周期性。

【异常结果解读】

检出微丝蚴能确诊丝虫感染,常见的有班氏丝虫、马来丝虫、盘尾丝虫、罗阿丝虫、常现丝虫和奥氏丝虫。仅做一次检查不能排除丝虫感染可能。

九、ABO 血型和 Rh 血型(ABO 和 Rh)

【标本采集要求】

全血,采集于紫盖 EDTA 抗凝管或红盖管。拒收溶血、标签错误的标本。

【异常结果解读】

表3　ABO 血型正定型结果

受检者血型	标准血清＋受检者 RBC		
	抗 A	抗 B	抗 A＋B
A	＋	－	＋
B	－	＋	＋
O	－	－	－
AB	＋	＋	＋

表4　Rh 血型结果

与各抗血清的反应		受检者 Rh 表型	临床 Rh 分型统称
抗 D	抗 C,抗 c, 抗 E 和抗 e		
＋	＋/－	CcDEe, CCDee, CcDee, CCDEE, ccDEE, ccDee, ccDEe, CCDEe, CcDEE	Rh 阳性
－	＋/－	CCdee, ccdEE, CcdEe, Ccdee, ccdEe, CCdEE, CCdEe, CcdEE, ccdee	Rh 阴性

十、人白细胞抗原(HLA)

【参考区间】

HLA 血清学分型:阴性结果,死亡细胞 0～10％。

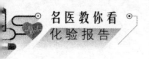

【标本采集要求】

血清,采集于红盖或黄盖促凝管。

【异常结果解读】

HLA 是引起同种异体组织器官移植急性排斥的主要原因。检测结果能提示受者与供者存在多少匹配及不匹配的抗原。匹配的抗原越多,则移植成功的可能性越高。

十一、人白细胞抗原 B27(HLA-B27)

【参考区间】

流式细胞术法:阴性。

【标本采集要求】

全血,采集于紫盖 EDTA 抗凝管。拒收有凝块、溶血的标本。标本采集时扎压脉带时间不能过长。

【异常结果解读】

阳性:强直性脊柱炎、反应性关节炎或其他自身免疫性疾病。与疾病进展程度、严重程度、预后及累及器官程度无关。

十二、抗球蛋白试验(Coombs 试验,AGT)

【参考区间】

直接抗球蛋白试验(direct antiglobulin assay, DAT)或间接抗球蛋白试验均阴性。

【标本采集要求】

全血,采集于紫盖 EDTA 抗凝管(直接抗球蛋白试验);血清,采集于红盖或黄盖促凝管(间接抗球蛋白试验)。拒收溶血、标签错误标本。

【异常结果解读】

1. 非病理因素

(1) DAT 阳性:服用甲基多巴、青霉素、四环素、磺胺、左旋多巴、环孢霉素、奎宁或胰岛素等药物。

(2) 间接抗球蛋白试验阳性:服用甲基多巴、甲芬那酸或左旋多巴等药物。

2. 病理性因素

(1) DAT 阳性:输血反应,自身免疫性疾病(如狼疮),淋巴瘤,其他恶性疾病或感染(如支原体肺炎、单核细胞增多症)。

(2) 间接抗球蛋白试验阳性:获得性溶血性贫血、交叉配血不匹配或抗 Rh 抗体。

十三、RBC 抗体筛检

【参考区间】

阴性。

【标本采集要求】

血清,采集于红盖或黄盖促凝管。

【异常结果解读】

阳性:ABO 血型鉴定发现受检者血清中有 ABO 血型外抗体;供血者血清中有抗体存在;受血者血清中有抗体存在;输血后同种抗体所致溶血性输血反应;孕妇血清中有抗体存在;新生儿溶血病婴儿血液中有抗体存在。直接抗人球蛋白试验阳性:红细胞有抗体存在。

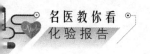

十四、RBC 抗体鉴定

【参考区间】

阴性。

【标本采集要求】

血清,采集于红盖或黄盖促凝管。

【异常结果解读】

妊娠时发现有临床意义的 RBC 抗体,应监测婴儿情况。某些抗体可通过胎盘,引起新生儿溶血病。

对输血来说,若发现一种或多种有临床意义的 RBC 抗体,因输注缺乏该类 RBC 抗原的血液。但反复输血者,因暴露于多种外来 RBC 抗原一段时间后,可出现多种 RBC 抗体,此时若再需输血找到匹配血液很难。

表5　RBC 抗体鉴定试验结果的解读

有临床意义 RBC 抗体	有时有临床意义 RBC 抗体	常无临床意义 RBC 抗体	无意义 RBC 抗体
Rh(D, C, E, c, e)	MNS(V, Vw, Mur)	Lutheran(Lu^a, Lu^b)	Chido/Rodgerns (Ch^a, Rg^a)
Kell(K, k, Ku)	Vel	Lewis(Le^a, Le^b)	JMH
Duffy(Fy^a, Fy^b, Fy^3)	Ge	MNS(M, N)	Bg
Kidd(Jk^a, Jk^b, Jk^3)	Hy	—	Cs^a
Diego(Di^a, Di^b, Wr^a)	Yt^a	P1	Xg^a
MNS(S, s)			
A1			

(许　蕾　胡晓波)

第二节　尿液一般检查

一、尿常规,尿液分析

【参考区间】

理学检查。颜色:呈淡黄色、无色或深褐色;透明度:呈透明或混浊。

化学检查。干化学试带法:相对密度(比重)(SG)1.003～1.030;酸碱度(pH)4.5～8.0;蛋白质(Pro)阴性或微量;葡萄糖(Glu)阴性;酮体(Ket)阴性;胆红素(Bil)阴性;隐血(OB)阴性;尿胆原(UBG)阴性或弱阳性(1～10 EU/L);白细胞酯酶(LEU)阴性;亚硝酸盐(NIT)阴性。蛋白质定量邻苯三酚红比色法:10～140 mg/L 或每 24 小时 50～80 mg(静息状态下)或每 24 小时 < 250 mg(剧烈运动后)。葡萄糖定量葡萄糖氧化酶法:每 24 小时 ≤ 5.6 mmol。

显微镜检查。白细胞:0～5/HPF(每高倍视野);红细胞:0～3/HPF;透明管型:0～1/LPF(每低倍视野);细菌:阴性。

警告值:新鲜尿液出现大量草酸盐结晶提示可能为乙二醇中毒。

【标本采集要求】

随机尿标本。晨尿最有价值,因最浓缩、较易发现异常问题。采集标本时,需注意清洁外生殖器,因为皮肤表面的细菌、细胞会污染标本,干扰检测结果。女性采集标本时,应注意防止

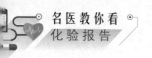
月经血液、阴道分泌物污染标本。清洁尿或中段尿采集时要求患者清洁外生殖器后，在不中断尿流情况下，以无菌容器采集中间时段的尿液标本。

若标本采集和运送时间超过 1 小时，应采取冷藏或添加防腐剂措施，防止尿液变质。拒收延迟运送、粪便污染、变质或细菌繁殖的标本。

【异常结果解读】

1. 非病理因素

某些食物（如甜菜）会使尿呈红色。标本内含黏液、精液或前列腺液、皮肤细胞、润肤露或滑石粉等可使尿液混浊。剧烈运动可出现透明管型。尿液中常见结晶有草酸钙、尿酸、碳酸钙、磷酸铵镁、胱氨酸、酪氨酸及亮氨酸结晶，也可出现药物或 X 线造影剂结晶。

表6　干化学试带法常见干扰因素

项　目	假　阳　性	假　阴　性
酸碱度	偏酸：尿放置时间过久、摄入大量蛋白质，服用氯化胺或扁桃酸乌洛托品药物	偏碱：素食、低糖或食柑橘、试带浸尿过长、室温久置导致细菌生长，服用抗生素、碳酸氢钠或乙酰唑胺药物
尿比重	增高：限制饮水、大量出汗、高蛋白质、高糖、碱性尿	减低：短期内摄入大量的水、静脉输注大量液体、高尿素、酸性尿
蛋白质	剧烈运动、情绪激动、体位变化、碱性尿、摄入过多蔬菜水果、试带浸尿过长、奎宁、嘧啶、聚乙烯、吡咯酮、磷酸盐、季胺类消毒剂	酸性尿，摄入过多肉类、试带浸尿过短或过长、球蛋白、青霉素、庆大霉素、磺胺、含碘造影剂

项 目	假 阳 性	假 阴 性
葡萄糖	过氧化氢污染、强氧化性清洁剂、过氧化物酶	标本久置、高尿酮体、高比重尿、酸性尿、左旋多巴、水杨酸盐、高维生素C、氟化钠
酮体	剧烈运动、寒冷、低碳水化合物饮食、高色素尿、细菌尿、羟喹啉、左旋多巴、甲基多巴、阿司匹林、非那西丁、维生素C、巯基乙烷磺酸、丙戊酸、N-乙酰半胱氨酸、非那吡啶、苯丙酮酸	陈旧尿、试带潮解
胆红素	甲芬那酸、氯丙嗪、利福平、依托度酸	光照、标本放置时间过长、高维生素C、亚硝酸盐、氯丙嗪、盐酸苯偶氮吡啶
尿胆原	胆色素原、吲哚、吩噻嗪类、维生素K、磺胺	光照、高浓度甲醛、对氨基水杨酸、亚硝酸盐、标本粪便污染
亚硝酸盐	陈旧尿、高相对密度尿、偶氮剂污染、富含硝酸盐食物	酸性尿、尿量过多、膀胱贮存＜4小时、食物含硝酸盐太少、非硝酸盐还原酶细菌感染、高维生素C、非那吡啶
隐血	肌红蛋白、细菌尿、碘、次氯酸盐、氧化剂、不耐热触媒、月经血液污染、抗凝治疗或使用阿司匹林	高蛋白质、糖尿、高维生素C、甲醛、亚硝酸盐
白细胞酯酶	阴道分泌物、甲醛或氧化剂污染、高胆红素、毛滴虫感染、非那吡啶、苯重氮吡啶、呋喃妥因	酸性尿、高蛋白质、高糖、高比重尿、维生素C、庆大霉素、先锋霉素、头孢氨苄
维生素C	左旋多巴、胱氨酸、半胱氨酸、龙胆酸、硫代硫酸	碱性尿

2.病理性因素

（1）理学检查。红色尿：泌尿系统有损伤或出血。无色或淡黄色尿：尿液稀释。深褐色尿：胆红素尿或尿胆原尿。混浊尿：

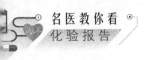

红细胞尿、白细胞尿、菌尿等。

（2）pH。碱性尿：菌尿、肾功能衰竭不能形成氨。酸性尿：酸中毒（代谢性、呼吸性），糖尿病，饥饿，腹泻。

（3）尿比重（SG）。尿比重增高：体液丢失过多（呕吐、腹泻、发热），摄入放射造影剂，糖尿病，充血性心力衰竭，抗利尿激素分泌异常综合征，肾上腺功能不全。尿比重减低：尿崩症，肾病（肾小球肾炎、肾盂肾炎）或静脉输液。

（4）蛋白质。定性阳性：淀粉样变、膀胱癌、充血性心力衰竭、糖尿病、肾小球肾炎、Goodpasture 综合征、重金属中毒、高血压、肾脏感染、多发性骨髓瘤、多囊肾和尿路感染。定量增高：肾病（肾小球、肾小管和间质性），充血性心力衰竭，高血压，肾盂或膀胱肿瘤，多发性骨髓瘤或 Waldenstrom 巨球蛋白血症。

（5）隐血阳性。泌尿道创伤，肾病（肾小球肾炎、肾盂肾炎），肾或尿路结石，膀胱病变（膀胱癌、膀胱炎），前列腺炎、前列腺癌，月经污染，造血系统疾病（血友病、血小板减少症）。

（6）葡萄糖阳性。糖尿病、肾性糖尿、肝病或葡萄糖不耐受。

（7）酮体阳性。糖尿病酮症酸中毒、乙醇性酮酸症或摄入异丙醇。

（8）胆红素阳性。肝炎（病毒性、中毒性或药物诱导性），胆道梗阻。

（9）尿胆原阳性。肝炎（病毒性、中毒性或药物诱导性），溶血性黄疸，肝功能异常（肝硬化、感染或转移性肿瘤）。

（10）白细胞酯酶和亚硝酸盐阳性：尿路感染。

（11）细胞。红细胞增高：肾脏或泌尿道炎症、损伤、肿瘤。

异形红细胞增多:肾小球肾炎。白细胞增高:泌尿道生殖道感染或炎症。移行上皮细胞增高:泌尿道炎症、感染或肿瘤等。肾小管上皮细胞增高:肾移植急性排斥、急性肾小管坏死或链球菌感染后急性肾小球肾炎等。

（12）管型。透明管型:各类肾病。红细胞管型:急性肾小球肾炎、亚急性细菌性心内膜炎、肾梗死、肺出血肾炎综合征、血管炎、镰状细胞病、恶性高血压或系统性红斑狼疮。白细胞管型:急性肾盂肾炎、肾小球肾炎或狼疮肾炎。上皮细胞管型:肾小管损伤,如急性肾小管坏死、子痫、重金属中毒、乙二醇中毒或急性肾移植排斥反应。颗粒管型:各种肾小球和肾小管间质性病变。蜡样管型:慢性肾病,如慢性肾功能衰竭。脂肪管型和卵圆脂肪小体:肾病综合征或各种肾小球疾病,如微小病性肾病、局灶节段性肾小球硬化、膜性肾小球肾炎或膜增殖性肾小球肾炎。宽大管型:慢性肾小管或集合管损伤。

（13）结晶。尿酸:高尿酸尿症或尿酸性肾病。磺胺:含硫抗生素。草酸钙:乙二醇中毒或高草酸尿症。胱氨酸:胱氨酸尿症。

（14）微生物。细菌:尿路感染或肾盂肾炎。真菌:真菌性阴道炎。滴虫:滴虫性阴道炎。

二、尿嗜酸性粒细胞

【参考区间】

阴性。

【标本采集要求】

清洁中段尿,采集于洁净容器内。拒收有药物或其他污染

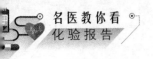

物的标本。标本采集后立即送检。

【异常结果解读】

阳性:间质性肾炎、急性肾小管坏死、尿路感染、肾移植排斥或肝肾综合征。

三、尿渗透压,血清渗透压

【参考区间】

血清渗透压:275~295 mOsm/kg H_2O。

尿渗透压:儿童和成人每 24 小时 250~900 mOsm/kg H_2O,新生儿为 75~300 mOsm/kg H_2O,限水 14 小时 > 800 mOsm/kg H_2O。

尿/血清渗透压比值为(3.0~4.7)∶1。

钠/血清渗透压比值为(0.43~0.50)∶1。

警告值:血清渗透压 < 265 mOsm/kg H_2O,尿渗透压 < 400 mOsm/kg H_2O。

【标本采集要求】

血清,采集于红盖或黄盖试管中。或随机尿或定时尿标本。拒收添加防腐剂的尿标本。

【异常结果解读】

1. 非病理因素

血清渗透压增高:服用甘露醇、乙二醇、甲醇、乙醇或利尿剂。尿液渗透压增高:高蛋白饮食。血清渗透压和尿渗透压减低:饮水过多或液体摄入过多。

2. 病理性因素

(1) 血清渗透压增高:脱水、糖尿病、休克、肾损伤、肾病、中风、头部创伤、高钠血症、尿崩症、尿毒症、高脂血症或高钙血症。血清渗透压减低:抗利尿激素分泌异常综合征、低钠血症和过度水合。

(2)尿渗透压增高:抗利尿激素分泌异常综合征、脱水、糖尿、充血性心力衰竭、尿钠增加、肝损伤、休克、肾上腺功能不全。尿渗透压减低:尿崩症、血钙增加、血钾减低、急性肾功能不全或肾病。

四、尿浓缩稀释试验

【参考区间】

至少1份标本 SG > 1.026 或渗透压 > 850 mOsm/kg H_2O。

【标本采集要求】

至少留3份尿液。若留取3份标本做尿浓缩试验,要求患者晚餐进食高蛋白质食物,并控制液体摄入量不超过 200 ml,留取晚餐后至晨起第1次尿液作为第一份标本,此后1小时内排出的尿液作为第二份标本,再后2小时内排出的尿液作为第三份标本。

【异常结果解读】

1. 非病理因素

大量饮水后 SG 常不会超过 1.026。血钠超过 141 mmol/L 时会产生假阳性结果。

2. 病理性因素

降低:说明肾脏失去浓缩功能,见于各种肾病。

五、尿肌红蛋白(MYO)

【参考区间】

定性硫酸铵法:阴性(< 5 ng/ml)。

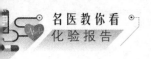
定量 ELISA 法：＜ 4 mg/L。

【标本采集要求】

随机尿或 24 小时尿标本。调节尿 pH 到 8.0～9.5 时，尿肌红蛋白在尿中可稳定 12 天。

【异常结果解读】

1. 非病理因素

阳性：剧烈运动、服用烟酸或苯丙胺药物。

2. 病理性因素

阳性：严重创伤、高热、进行性肌病、病毒感染、影响肌肉的遗传性或代谢性疾病。

六、尿游离血红蛋白

【参考区间】

阴性。

【标本采集要求】

随机尿标本。

【异常结果解读】

阳性：溶血，因血清触珠蛋白(结合珠蛋白)结合力增高或血红蛋白超出肾小管吸收阈值。

七、尿含铁血黄素(HS)

【参考区间】

阴性。

【标本采集要求】

随机尿或 24 小时尿标本。拒收添加防腐剂标本。

【异常结果解读】

阳性:阵发性睡眠性血红蛋白尿症、慢性溶血性贫血、血色病、输血或珠蛋白生成障碍性贫血。

八、尿三氯化铁

【参考区间】

阴性。

【标本采集要求】

随机尿标本,标本应新鲜。

【异常结果解读】

1. 非病理因素

造成试验结果假阳性或假阴性的原因很多,如新生儿肝病的酪氨酰尿会导致假阳性(呈绿色)结果。目前多用血或尿苯丙氨酸测定代替尿三氯化铁试验。

2. 病理性因素

阳性:苯丙酮尿症,酪氨酸血症或组氨酸血症。

九、苯丙氨酸(PHE)

【参考区间】

比色法:0~11 个月 30~100 μmol/L;> 1 岁 30~80 μmol/L。

警告值: $\geqslant$ 242 μmol/L。

【标本采集要求】

全血,采集于绿盖肝素抗凝管。拒收溶血标本。

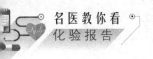
【异常结果解读】

1. 非病理因素

标本采集量不足会影响检测结果,并应在新生儿出生 24 小时至 7 天采集标本。

2. 病理性因素

增高:肝功能障碍、苯丙酮尿症或 Hartnup 病等。

十、5-羟色胺(5-HT)

【参考范围】

50～200 ng/ml(0.28～1.1 nmol/ml)。

【标本采集要求】

血清,采集于红盖或黄盖促凝管。或血浆,采集于绿盖肝素抗凝管。拒收有溶血、脂血的标本。

【异常结果解读】

1. 非病理因素

服用吗啡、单胺氧化酶抑制剂、利舍平、甲基多巴或锂盐药物。

2. 病理性因素

(1) 增高:腹腔类癌伴肝或肺转移、畸胎瘤、某些恶性肿瘤、急性肠梗阻、急性心肌梗死或倾倒综合征。

(2) 减低:苯丙酮尿症。

十一、尿卟啉

【参考区间】

尿胆色素原定性试验荧光法:阴性。

尿卟啉定量试验分光光度法:20～320 nmol/L。

【标本采集要求】

随机尿或 24 小时尿标本,采集时应采用深色有盖容器。24
小时尿标本采集时应添加 5 g 碳酸氢钠防腐,并冷藏保存。拒收
用磷酸钠防腐的标本。

【异常结果解读】

1. 非病理因素

造成试验结果假阳性的原因很多,抑制胆色素原合成酶的
许多情况可使胆色素原和 δ 氨基酮戊酸的分泌增加。

2. 病理性因素

(1) 尿胆色素原阳性:卟啉病。

(2) 尿卟啉增高:卟啉病、铅中毒、慢性乙醇中毒、肝病或
药物。

表 7　卟啉病尿液、粪便、血液中的卟啉情况

	尿液			粪便		血液
	ALA 和 PBG	尿卟啉	粪卟啉	粪卟啉	原卟啉	红细胞 卟啉
急性间歇性卟啉病	增高	增高	增高	正常	正常	正常
混合性卟啉病	增高	增高	增高	增高	增高	正常
遗传性粪卟啉病	增高	增高	增高	增高	正常	正常
迟发性皮肤卟啉病	正常	增高	增高	异粪卟啉增高	正常	正常
原卟啉病	正常	正常	正常	正常	增高	增高
先天性红细胞卟啉病	正常	增高	增高	增高	正常	正常

注:ALA, δ 氨基酮戊酸;PBG,胆色素原。

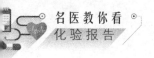
十二、尿妊娠试验(hCG)

【参考区间】

阴性。

【标本采集要求】

推荐晨尿标本。拒收外观有污染的标本。

【异常结果解读】

1. 非病理因素

低 SG 尿可导致假阴性。

2. 病理性因素

阳性:妊娠或滋养层肿瘤。较难解释的结果常发生于妊娠早期、不全流产、近期完全流产或宫外孕。

十三、24 小时尿胱氨酸

【参考区间】

定性亚硝基氰化钠法:阴性或弱阳性。定量胱氨酸、半胱氨酸每 24 小时 83～830 μmol。

【标本采集要求】

24 小时尿标本,标本应酸化和冷藏保存,在采集 24 小时尿标本时需添加甲苯作为防腐剂。拒收室温保存的标本。

【异常结果解读】

阳性:胱氨酸尿症、同型半胱氨酸尿症、肾结石或妊娠早期。

(胡传玺　胡晓波)

第三节　粪便一般检查

一、粪常规

【参考区间】

颜色呈黄色或棕黄色,性状为成形软便,粪便表面有少量黏液,不易查见。

显微镜检查:红细胞无,白细胞无或偶见,吞噬细胞无,柱状上皮细胞少。

【标本采集要求】

应取新鲜标本,选择含有异常成分的粪便,如黏液或脓血等病理成分;外观无异常的粪便必须从表面、深处及粪端多处取材,取3～5 g粪便送检。

【异常结果解读】

1. **颜色性状异常**

(1) 细条状、扁平状便:直肠或肛门狭窄,结肠紧张亢进或摄入矿物油。

(2) 粗棒状或球状便:习惯性便秘或巨结肠症。

(3) 糊状或汁状便:消化不良、慢性胃炎、胃窦潴留、肠道隐孢子虫感染、中毒性腹泻或急性肠炎。

(4) 米泔样便或白色淘米水样便:霍乱或副霍乱。

(5) 乳凝块样便:婴儿消化不良或婴儿腹泻。

(6) 黏冻或黏液样便:慢性结肠炎、过敏性肠炎、黏液性结肠

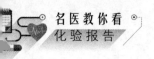

炎、慢性菌痢或绒毛膜腺瘤。

（7）脓血便：细菌性或阿米巴痢疾、溃疡性结肠炎、血吸虫病、结肠肿瘤、肠套叠，摄入大量咖啡、巧克力、可可、樱桃或桑葚等。

（8）鲜血(样)便：结肠癌、直肠息肉、痔疮、肛裂，摄入番茄、西瓜、红辣椒等。

（9）柏油样便：上消化道出血，吞入大量血液，服用活性炭、铁剂等。

（10）灰色或灰白色便：胆道阻塞，胰腺病，服用硫酸钡、金霉素，摄入大量脂肪等。

（11）绿色便：乳儿腹泻或摄入大量绿色蔬菜。

2. 显微镜检查

（1）红细胞增高：痢疾、溃疡性结肠炎、结肠癌、直肠息肉、痔疮或血吸虫病。

（2）白细胞增高：细菌性痢疾、溃疡性结肠炎、肠易激综合征或肠道寄生虫病。

（3）吞噬细胞增高：急性细菌性痢疾、急性出血性肠炎或溃疡性结肠炎。

（4）柱状上皮细胞增高：结肠炎症或假膜性肠炎。

二、粪便隐血试验(OB、FOBT)

【参考区间】

化学法或免疫法：阴性。

【标本采集要求】

化学法隐血试验的粪便标本，要求3～5天内限制摄入红色肉类,富含过氧化物酶蔬菜(如辣根、蘑菇、萝卜、花椰菜、豆芽、苹果、橘子、香蕉、哈密瓜等)和维生素 C 后,再采集标本,否则会造成结果假阳性或假阴性。免疫法隐血试验标本无须限制饮食,适用于下消化道出血检测。由于息肉或肿瘤的出血是间歇性的,应连续 3 天留取 3 份标本。拒收保存在金属容器内的粪便标本。

痰液、呕吐物、分泌物、脑脊液或胸、腹腔积液等标本也可做隐血试验。

【异常结果解读】

(1) FOBT 阳性:牙龈出血、鼻出血吞咽进入肠道、溃疡、息肉、憩室病、炎症性肠炎、痔疮、结肠癌。

(2) 其他标本隐血试验阳性:存在肉眼可见或隐性出血。

三、粪便脂肪定性和定量

【参考区间】

定性苏丹Ⅲ染色法:中性脂肪 < 50 个/HPF(每高倍视野),脂肪酸结晶 < 100 个/HPF。

定量: < 20%(总固体量)或每 24 小时 2~7 g。

【标本采集要求】

取新鲜随机粪便标本或收集 72 小时粪便标本,标本应冷藏保存。拒收被水或尿液污染,添加防腐剂,保存在药瓶、食品罐或蜡盒的标本。

【异常结果解读】

1. 非病理因素

阳性:服用蓖麻油或矿物油。

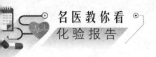
2.病理性因素

(1) 定性阳性:脂肪泻。

(2) 定量增高:吸收不良综合征,如影响肠道疾病(寄生虫感染、细菌感染、病毒感染、乳糜泻、炎症性肠病),胰腺功能不全(慢性胰腺炎、胰腺癌、囊性纤维化、Shwachman-Diamond 综合征),胆管/胆囊疾病(肿瘤、胆管狭窄或阻塞)。

四、粪便寄生虫卵

【参考区间】

蠕虫卵、原虫包囊和滋养体检查均阴性。

【标本采集要求】

应取新鲜标本,选择含有异常成分的粪便,如黏液或脓血等病理成分;外观无异常的粪便必须从表面、深处及粪端多处取材,取 3~5 g 粪便送检。

【异常结果解读】

阳性:发现蠕虫卵(如华支睾吸虫、布氏姜片虫、肝片形吸虫、横川后殖吸虫、异形吸虫、带绦虫、微小膜壳绦虫、缩小膜壳绦虫、阔节裂头绦虫、蛔虫、蛲虫、钩虫、鞭虫、粪类圆线虫)或原虫包囊,活滋养体(如溶组织内阿米巴、微小内蜒阿米巴、布氏嗜碘阿米巴、脆弱双核阿米巴、人毛滴虫、结肠小袋纤毛虫、贾第鞭毛虫、隐孢子虫、圆孢子球虫、贝氏等孢球虫、毕氏肠微孢子虫或脑炎微孢子虫)等可诊断寄生虫病。

五、粪便阿米巴

【参考区间】

镜检未查见滋养体及包囊。

【标本采集要求】

粪便,采集于洁净容器内。拒收被尿液或药物污染的标本。标本采集时挑选有黏液、脓血部分立即送检,冬季注意保温。

【异常结果解读】

溶组织阿米巴/迪斯帕内阿米巴有滋养体及包囊两期。

六、阿米巴血清学

【参考区间】

阴性。

【标本采集要求】

血清,采集于红盖管。

【异常结果解读】

阳性:支持溶组织阿米巴诊断。测定急性期和恢复期血清滴度,增高4倍才有价值。

七、隐孢子虫抗原

【参考区间】

阴性。

【标本采集要求】

粪便,采集于洁净容器内。拒收被尿液或药物污染的标本。标本采集时挑选有黏液、脓血部分立即送检。

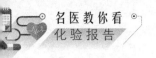
【异常结果解读】

阳性:隐孢子虫病。

(胡传玺 胡晓波)

第四节 体液与分泌物一般检查

一、胸腔、腹腔积液常规

【参考区间】

正常胸腔、腹腔和心包腔内均有少量的液体。胸腔液呈透明、无色或淡黄色,量1~10 ml,细胞数 < 1 000 个/μl,中性粒细胞 < 25%,葡萄糖相当于血糖水平。腹腔液呈透明、无色或淡黄色,量 < 100 ml,细胞数 < 500 个/μl,中性粒细胞 < 25%。心包液呈透明、无色或淡黄色,量20~25 ml,细胞数 < 500 个/μl,中性粒细胞 < 25%。因体腔内液体积聚都是异常表现,所以不存在参考区间。

【标本采集要求】

由临床医生行胸腔穿刺术、腹腔穿刺术或心包腔穿刺术采集。用于细胞计数和分类的标本,需采集在紫盖 EDTA 抗凝管中;用于化学检查的标本,可采集在绿盖肝素抗凝管或红盖(或黄盖)促凝管中;用于微生物检查的标本,应采集在无菌管中。留取标本应及时送检。需做细胞计数和分类时,应拒收有凝块的标本。

【异常结果解读】

(1) 漏出液和渗出液实验室鉴别,胸腔积液的检验项目中至少符合 1 项,判断渗出液的灵敏度为 99%,特异度为 98%。

表 8　胸、腹腔积液漏出液与渗出液的区别

项　　目	漏　出　液	渗　出　液
胸腔积液:		
积液/血清蛋白比值	＜0.5	＞0.5
积液/血清乳酸脱氢酶比值	＜0.6	＞0.6
积液乳酸脱氢酶(U/L)	＜200	＞200
腹腔积液:		
血清和积液清蛋白梯度(g/L)	＞11	＜11
积液蛋白质(g/L)	＜30	＞30
细胞计数和分类	细胞计数＜300 个/μl,中性粒细胞＜25%	细胞计数＞300 个/μl,中性粒细胞＞25%
相对密度(比重)	＜1.015	＞1.015
葡萄糖(mmol/L)	等于血糖水平	＜3.3
积液/血清乳酸脱氢酶比值	＜0.6	＞0.6

(2)细胞计数和分类应用。

表 9　胸、腹腔积液中细胞计数与临床意义

细　　胞	临　床　意　义
中性粒细胞	肺炎性脓胸、肺梗死、胸膜炎
淋巴细胞	结核病、肿瘤阻塞淋巴管、病毒性肺炎、白血病或淋巴瘤转移
嗜酸性粒细胞	血胸、气胸、细菌性肺炎恢复期、球孢子菌病、间皮瘤

(3)葡萄糖。胸腔积液葡萄糖＜2.8 mmol/L:伴发肺炎胸腔积液、类风湿性胸腔积液。胸腔积液葡萄糖＞3.2 mmol/L:系统性红斑狼疮。心包积液葡萄糖减低:恶性疾病或细菌性心内膜炎。腹腔积液葡萄糖减低:结核或恶性肿瘤。腹腔积液葡萄糖不减低:肝硬化或充血性心力衰竭。

(4)pH。胸腔积液 pH＜7.3:脓胸、结缔组织病、反流性食

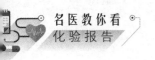

管炎、类风湿关节炎或结核。腹腔积液 pH ＜ 7.35 和多形核细胞 ＞ 500 个 /μl：散发性细菌性腹膜炎。心包腔积液 pH ＜ 7.3：类风湿关节炎、化脓性疾病、恶性肿瘤、尿毒症或结核。

（5）肿瘤标志物。癌胚抗原（CEA）增高：胃肠道、乳腺或肺部恶性肿瘤。糖链抗原 125（CA125）增高而 CEA 不增高：卵巢、输卵管或子宫内膜恶性肿瘤。恶性肿瘤性积液、CEA 和 CA125 正常：间皮瘤、黑色素瘤或淋巴瘤。

（6）甘油三酯。乳糜性积液甘油三酯 ＞ 1.25 mmol/L。假性乳糜性积液甘油三酯 ＜ 0.68 mmol/L，如类风湿胸膜炎、结核或黏液腺瘤。

（7）淀粉酶。增高：胰腺炎、食道破裂或恶性肿瘤。

表 10 相关疾病腹腔积液的实验室特点

相关疾病	颜色	SAAG (g/L)	RBC ($\times 10^6$/L)	WBC ($\times 10^6$/L)	细胞学表现	其他
肝硬化	草黄色	≥ 11	少数	＜ 250	—	—
感染性积液	草黄色	≥ 11	少数	≥ 250 中性分叶核粒细胞或 ≥ 500 细胞	—	培养
肿瘤	草黄色/血性/黏液	＜ 11	可变	可变	恶性细胞	—
结核	透明/浑浊/血性	＜ 11	许多	＞ 1 000，70% 淋巴细胞	—	抗酸杆菌＋培养
心力衰竭	草黄色	≥ 11	—	＜ 250	—	—
胰腺炎	浑浊/血性	＜ 11	可变	可变	—	淀粉酶增高
淋巴管阻塞或破坏	白色	＜ 11	0	0	—	脂肪

注：SAAG，血清和腹腔积液清蛋白梯度；RBC，红细胞计数；WBC，白细胞计数。

二、脑脊液常规(CSF)

【参考区间】

理学检查:无色透明,无凝块,无薄膜形成,压力 100～200 mmH$_2$O。

化学检查。①蛋白质检查。腰池:新生儿 0.20～1.20 g/L,儿童和成人 0.20～0.40 g/L;脑池:儿童 0.10～0.25 g/L,成人 0.15～0.25 g/L;脑室:0.05～0.15 g/L。②葡萄糖检查:成人 2.2～3.9 mmol/L,新生儿和儿童 3.4～4.5 mmol/L。

显微镜检查。白细胞计数:成人(0～10)×10^6/L,新生儿(0～30)×10^6/L,儿童(0～15)×10^6/L;无红细胞。有核细胞分类如下。淋巴细胞:成人 28%～96%,新生儿 2%～38%;单核细胞:成人16%～56%,新生儿 50%～94%;中性粒细胞:成人0%～7%,新生儿0%～8%;其他细胞罕见,如软脑膜细胞、蛛网膜细胞、室管膜细胞或脉络膜细胞。

警告值:细胞数量明显增多。葡萄糖＜2.2 mmol/L。

【标本采集要求】

由临床医生行腰椎穿刺采集,必要时从小脑延髓池或侧脑室穿刺采集。脑脊液标本应采集于无菌容器中。推荐第1管做化学或免疫学检查,第2管做微生物学检查,第3管做细胞计数和分类检查。留取标本应及时送检,否则细胞易溶解破坏。

【异常结果解读】

1. 理学检查

(1) 黄色:蛛网膜下腔出血、脑脊液蛋白质增高、脑膜黑色素

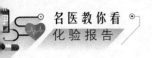

瘤或类胡萝卜素。

（2）粉红色：蛛网膜下隙出血、脑出血、硬膜下血肿或穿刺损伤。

（3）混浊：出现白细胞、红细胞、微生物或蛋白水平增高。

（4）黏稠：某种类型肿瘤和脑膜炎。

2. 细胞计数和分类

（1）中性粒细胞增多：细菌性脑膜炎、病毒性脑炎早期和结核性脑膜炎早期。

（2）淋巴细胞增多：多发性硬化症、病毒性或真菌性感染。

（3）嗜酸性粒细胞增多：寄生虫感染。

（4）异常白细胞：白血病中枢神经系统播散。

（5）异常细胞：中枢神经系统肿瘤、转移癌。

3. 化学检查

（1）蛋白质增高：脑膜炎、脑脓肿、脑或脊髓肿瘤、多发性硬化症、Guillain-Barré综合征和梅毒。

（2）葡萄糖减低：细菌、白细胞或肿瘤细胞消耗葡萄糖所致。

（3）髓鞘碱性蛋白增高：多发性硬化症。

（4）乳酸增高：细菌或真菌性脑膜炎。乳酸正常或轻度增高：病毒性脑膜炎。

（5）乳酸脱氢酶增高：细菌性脑膜炎、白血病或中风。

（6）肿瘤标志物增高 CEA、AFP 和 hCG 增高：身体其他部位肿瘤脑转移。

（7）β_2 转铁蛋白阳性：中枢神经系统创伤引起 CSF 泄漏（鼻或耳部渗出液）。

表 11　中枢神经系统和脑膜病变的实验室特点

疾病	浑浊度和颜色	压力	白细胞计数	有核细胞分类	红细胞计数	蛋白质	葡萄糖
细菌性脑膜炎	混浊，淡黄色	↑	↑↑	PMN	0	↑↑	↓
病毒性脑炎	透明或混浊,无色	↑	↑	淋巴细胞	0	↑	正常
真菌性和结核性脑膜炎	混浊，淡黄色	↑	↑	淋巴细胞	0	↑↑	↓↓
病毒性脑炎	透明或混浊,淡黄色	正常至↑	↑	淋巴细胞	0(疱疹病毒↑)	正常至↑	正常
蛛网膜下腔出血	混浊，粉红色	↑	↑	PMN 和淋巴细胞	↑↑	↑	正常（早期）；↓（后期）
Guillain-Barre综合征	透明，黄色	正常至↑	(0~5)×10^6/L	单个核细胞	0	↑	正常

注:PMN,多形核粒细胞。

三、脑脊液寡克隆电泳分析

【参考区间】

阴性。

【标本采集要求】

由临床医生采集 CSF 标本。标本采集后立即送检,不宜超过 1 小时。拒收污染血液的标本。

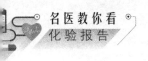

【异常结果解读】

(1) 出现寡克隆蛋白带：多发性硬化症。

(2) 出现多克隆蛋白带：中枢神经系统感染。

四、脑脊液免疫球蛋白 G(IgG)

【参考区间】

免疫比浊法：CSF IgG ＜ 50 mg/L；CSF IgG 指数 ＜ 0.7；CSF IgG 白蛋白 ＜ 0.27。

【标本采集要求】

由临床医生采集 CSF 标本。标本采集后立即送检,不宜超过 1 小时。拒收污染血液、不足量的标本。

【异常结果解读】

增高：多发性硬化症、疱疹性脑炎或结缔组织病。

五、β 淀粉样蛋白 42 肽和 Tau 蛋白(Aβ42 和 Tau)

【参考区间】

ELISA 法。Aβ42＞500 ng/L；Tau：21～50 岁＜300 ng/L,51～70 岁＜450 ng/L, ＞71 岁＜500 ng/L。

【标本采集要求】

由临床医生采集 CSF 标本于无菌容器中。拒收血液污染的标本。

【异常结果解读】

出现低 Aβ42 伴高 Tau 蛋白表示很可能患有 Alzheimer 病。

六、精液常规

【参考区间】

外观:呈灰白色,久未排精者呈淡黄色,黏稠混浊。

量:≥1.5 ml(1 周以上未排精者)。

凝固和液化:排出后数秒钟内凝固,15～20 分钟液化,30 分钟完全液化。

pH:≥7.2。

精子活动力:射精后 1 小时内前向运动精子≥32%,或前向运动和非前向运动精子总和≥40%。

精子存活率:精子低渗肿胀试验法(HOS)≥58%。

精子总数:≥$39×10^6$/次,精子密度≥$15×10^9$/L。

正常形态精子:≥4%。

精浆果糖:≥13 μmol/次。

精子膜表面抗体免疫珠试验:＜50%活动精子黏附于免疫珠上。

抗精子抗体混合凝集试验:＜50%活动精子黏附于颗粒上。

【标本采集要求】

在采集标本前应禁欲至少 2 天,最多可 7 天,如果需要多次采集标本时,每次禁欲天数应尽可能一致。以手淫法采集标本,将一次射出的全部精液收集于清洁、干燥、广口和无菌的容器内。在 20 ℃～37 ℃下 30～60 分钟送达实验室。拒收超过 2 小时标本。

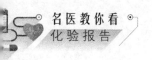
【异常结果解读】

1. 非病理因素

服用某些维生素、药物可使外观呈黄色。

2. 病理性因素

(1) 棕红色：精囊炎、前列腺炎或生殖道肿瘤等。

(2) 黄色：黄疸。

(3) 量减少：射精管阻塞、先天性双侧输精管缺如、精囊腺发育不良、不完全逆行射精或雄激素缺乏等。量增加（＞8 ml）：副性腺活动性炎症。

(4) pH减低：射精管阻塞、先天性双侧输精管缺如或精囊腺发育不良。

(5) 凝固或液化。不凝固：精囊阻塞、损伤、炎症或液化障碍。不液化或延缓液化：前列腺切除术后、蛋白酶缺乏或前列腺炎。

(6) 精子活动。大量活着但不动的精子：精子鞭毛有结构缺陷。大量死亡的精子：附睾病理改变。

(7) 精子数量减低：可评价睾丸产生精子的能力和男性输精管道的畅通性。

(8) 异常形态精子：与附睾病变有关，如卷尾可提示附睾功能障碍。

(9) 果糖减低：射精管阻塞、双侧输精管先天性缺如、不完全射精或雄激素缺乏。

(10) 精子膜表面抗体免疫珠试验增高：即50%以上活动精子黏附于免疫珠，提示免疫性不育。

(11) 抗精子抗体混合凝集试验增高：即50%以上活动精子

有抗体结合,提示有抑制精子穿透宫颈黏液和体内受精的倾向。

七、前列腺液常规

【参考区间】

量:数滴至 2 ml。

外观:淡乳白色,稀薄液体。

pH:6.3~6.5。

显微镜检查:多量或满布视野卵磷脂小体,红细胞<5 个/HPF(每高倍视野),白细胞<10 个/HPF,颗粒细胞<1 个/HPF,上皮细胞少量,滴虫阴性。

【标本采集要求】

检查前 3 天禁止性活动,由临床医生行前列腺按摩术采集,如疑有前列腺结核、脓肿、肿瘤或急性炎症有明显压痛者,应禁忌或慎重采集标本。量少时直接涂于载玻片上,量多时弃去第 1 滴前列腺液后,收集于洁净干燥试管中。

【异常结果解读】

1. 非病理因素

按摩过重可使外观呈红色。老年人前列腺液可见淀粉样小体。pH 增高可见于老年人。

2. 病理性因素

(1) 量减少:前列腺炎。

(2) 黄色、混浊、脓性黏稠:前列腺炎。

(3) 红色:精囊炎、结核、结石或恶性肿瘤。

(4) pH 增高:前列腺炎。

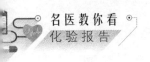

（5）显微镜检查。卵磷脂小体减少或成堆倾向：前列腺炎。红细胞增高：前列腺炎、结核、结石或恶性肿瘤等。白细胞增高：慢性前列腺炎。颗粒细胞增高：前列腺炎。上皮细胞增高：感染或炎症。滴虫阳性：滴虫性前列腺炎。

八、阴道分泌物常规，白带常规

【参考区间】

正常女性阴道分泌物 pH 为 3.8～4.5。阴道清洁度判定通常是根据白细胞、上皮细胞、乳酸杆菌和杂菌的数量进行分级。正常女性阴道清洁度为Ⅰ～Ⅱ度。

表 12　阴道清洁度判断指标

清洁度	杆菌	球菌	白细胞(个/HPF)	上皮细胞
Ⅰ	多	—	0～5	满视野
Ⅱ	中	少	5～15	1/2 视野
Ⅲ	少	多	15～30	少量
Ⅳ	—	大量	>30	—

【标本采集要求】

由临床医生采集，一般采用消毒刮板、吸管、棉拭子自阴道深部或穹隆后部、宫颈管口等部位采集，浸入盛有生理盐水 1～2 ml 试管内，立即送检。标本采集前，患者应停用干扰检查的药物，月经期间不宜进行阴道分泌物检查，检查前 24 小时禁止盆浴、性交、局部用药及阴道灌洗等。检查滴虫时，应注意标本保温(37 ℃)送检。

【异常结果解读】

Ⅲ~Ⅳ度:各种阴道炎。念珠菌病:白细胞增多、出现真菌孢子或假菌丝,鳞状上皮细胞常可成堆,也可见乳酸杆菌。滴虫病:见阴道毛滴虫,同时见到大量成堆白细胞,伴混合细菌菌落、乳酸杆菌减少。萎缩性阴道炎:大量白细胞,少量红细胞,并可见鳞状上皮细胞,乳酸杆菌减少,可有大量球菌和球杆菌。细菌性阴道病:见线索细胞,乳酸杆菌罕见或缺如,白细胞罕见。

九、阴道毛滴虫

【参考区间】

阴性。

【标本采集要求】

阴道分泌物,采集于洁净试管内。拒收被尿液或药物污染的标本。标本采集后立即送检,冬季注意保温。

【异常结果解读】

阳性:滴虫性阴道炎。

十、细菌性阴道病唾液酸酶

【参考区间】

阴性。

【标本采集要求】

阴道分泌物,采集于洁净试管内。

【异常结果解读】

阳性:可能患有细菌性阴道病。

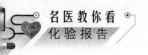

十一、胃液常规

【参考区间】

pH：0.9～1.8。

基础胃酸分泌量(basal gastrie acid secretion, BAO)：每小时 3.90±1.98 mmol。

最大胃酸分泌量(maximun gastiric acid secretion, MAO)：男性每小时 3～23 mmol，女性略低。

【标本采集要求】

患者应在采集前 24～72 小时停服影响测定结果的药物；检查前晚只能进食流质食物，检查前 12 小时不能进食或饮水。

【异常结果解读】

(1) pH 增高(3.5～7.0)：萎缩性胃炎、胃癌、继发性缺铁性贫血、胃扩张或甲状腺功能亢进。pH 明显增高(＞7.0)：十二指肠球部溃疡、胃泌素瘤、幽门梗阻或慢性胆囊炎。

(2) BAO 减低：萎缩性胃炎或胃癌。BAO 增高：十二指肠溃疡 (＞每小时 5 mmol)、胃泌素瘤 (＞每小时 15 mmol)或吻合口溃疡 (＞每小时 5 mmol)。

(3) MAO 减低：胃炎或胃癌。MAO 增高：十二指肠溃疡或胃泌素瘤。

十二、羊水常规

【参考区间】

理学检查。量：妊娠 8～11 周 5～10 ml；妊娠 10 周约 30 ml；妊娠 20 周约 400 ml；妊娠 36～38 周 1 000～1 500 ml，此后逐渐

减少;足月约 800 ml;过期少于 300 ml。颜色和透明度:早期无色或浅黄,清,透明;末期乳白,浑浊。

化学和免疫学检查:羊水卵磷脂与鞘磷脂测定(L/S)≥2.0,妊娠 37 周肌酐 > 176.8 μmol/L,胆红素 < 1.71 μmol/L,淀粉酶 > 300 U/L。风疹病毒抗体阴性,巨细胞病毒抗体阴性,弓形虫抗体阴性。

染色体检查:人类染色体总数为 46 条,常染色体为 22 对,性染色体 XX 或 XY。

【标本采集要求】

由临床医生通过羊膜腔穿刺获得,立即送检,及时检查。

【异常结果解读】

(1) 量增高:胎儿畸形,胎盘脐带病变或多胎妊娠。量减少:胎儿畸形,过期妊娠或胎儿宫内发育迟缓。

(2) 颜色和透明度。草绿色或深绿色:胎儿窘迫。金黄色:母婴血型不合,胎盘功能减退或过期妊娠。脓性浑浊且有臭味:宫内化脓性感染。

(3) L/S 比值 < 1:胎儿肺发育不成熟。L/S 比值 1.5～1.9:胎儿肺发育不够成熟。

(4) 肌酐减低:胎儿肾小球发育不成熟。

(5) 胆红素增高:胎儿肝发育不成熟、母婴血型不合可能引起新生儿溶血性疾病。

(6) 淀粉酶减低:胎儿唾液腺发育不成熟。

(7) 风疹病毒阳性:胎儿畸形、智力障碍或听力缺陷发生风险增加。

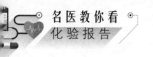

（8）巨细胞病毒阳性：胎儿感染巨细胞病毒风险增加。

（9）弓形虫阳性：发生流产、早产、胎儿畸形或智力缺陷风险增加。

（10）染色体异常：染色体病或遗传性疾病。

（11）甲胎蛋白增高：开放性神经管缺陷或腹壁缺陷。

十三、滑膜液常规

【参考区间】

理学检查。量：0.1～0.3 ml。颜色：淡黄或无色。清晰度：透明。黏稠度：高黏稠。镜检：未查见红细胞或白细胞 < 0.7 × 10^9/L。

化学检查。蛋白质：11～30 g/L；清蛋白/球蛋白为 4：1。葡萄糖：3.5～5.3 mmol/L。抗核抗体：阴性。

【标本采集要求】

由临床医生通过滑膜腔穿刺获得，立即送检，及时检查。

【异常结果解读】

表 13　各类滑膜液实验室指标对比

检测项目	正常	Ⅰ类非炎性	Ⅱ类炎症性	Ⅲ类化脓性	Ⅳ类出血性
体积(ml)	< 3.5	> 3.5	> 3.5	> 3.5	> 3.5
颜色	淡黄色	黄色	黄白色	黄绿色	红褐色
黏稠度	高	高	低	低	降低
WBC(个/μl)	< 200	< 3 000	2 000～100 000	10 000 至 > 100 000	> 5 000
中性粒细胞(%)	< 25	< 25	> 50	> 75	> 25

检测项目	正常	Ⅰ类非炎性	Ⅱ类炎症性	Ⅲ类化脓性	Ⅳ类出血性
葡萄糖	约等于血浆浓度	约等于血浆浓度	低于血浆浓度	低于血浆浓度	约等于血浆浓度
血浆与关节液葡萄糖浓度差值(mg/L)[1]	≤100	＜200	＞200 (0~800)	＞400 (200~1 000)	＜200
微生物培养	阴性	阴性	阴性	阳性	阴性
相关疾病	—	骨关节炎、骨软骨炎、骨软骨瘤病、创伤性关节炎、神经性关节病	结晶性关节炎（痛风、假痛风）、类风湿性关节炎、反应性关节炎、系统性红斑狼疮[2]	细菌感染、真菌感染、结核杆菌感染	创伤,血液病（如血友病、镰形细胞病）,肿瘤,关节假肢

注:①血浆与关节液葡萄糖浓度差值计算要求两种标本同时采集。②伴有慢性病时,结晶性关节炎也可为Ⅰ类;类风湿性关节炎早期可为Ⅰ类;反应性关节炎过去也叫 Reiter 综合征;系统性红斑狼疮也可为Ⅰ类。嗜酸性粒细胞＞2%提示 Lyme 病、寄生虫性关节炎、类风湿病或结核性关节炎。出现尿酸单钠结晶提示痛风;出现焦磷酸钙结晶提示假痛风。

（耿朝晖　胡晓波）

第二章　临床血液学检验

第一节　骨髓检查及常用染色技术

一、骨髓涂片细胞学

【参考区间】

正常成人骨髓增生活跃,髓系(白细胞前体)与红系(红细胞前体)比例(2～5)∶1,各系统数量、比例、形态正常。血小板增多,无异常细胞,无寄生虫病原体。

骨髓有核细胞计数: $(40 \sim 180) \times 10^9/L$;巨核细胞计数: $(25 \sim 75) \times 10^6/L$;成人骨髓细胞分类计数参考区间见表14。

表14　骨髓中各类细胞计数范围

细　胞　名　称	范围($\times 10^9/L$)
原粒细胞	0～0.018
早幼粒细胞	0.004～0.039
中性中幼粒细胞	0.022～0.122
中性晚幼粒细胞	0.035～0.132
中性杆状核粒细胞	0.164～0.321
中性分叶核粒细胞	0.042～0.212
嗜酸性中幼粒细胞	0～0.014
嗜酸性晚幼粒细胞	0～0.018
嗜酸性杆状核粒细胞	0.002～0.039
嗜酸性分叶粒细胞	0～0.042

细 胞 名 称	范围($\times 10^9$/L)
嗜碱性中幼粒细胞	0～0.002
嗜碱性晚幼粒细胞	0～0.003
嗜碱性杆状粒细胞	0～0.004
嗜碱性分叶粒细胞	0～0.002
原红细胞	0～0.019
早幼红细胞	0.002～0.026
中幼红细胞	0.026～0.175
晚幼红细胞	0.052～0.175
原淋巴细胞	0～0.004
幼淋巴细胞	0～0.021
淋巴细胞	0.107～0.431
原单核细胞	0～0.003
幼单核细胞	0～0.006
单核细胞	0.001～0.062
原浆细胞	0～0.001
幼浆细胞	0～0.007
浆细胞	0～0.021
网状细胞	0～0.01
内皮细胞	0～0.004
巨噬细胞	0～0.004
组织嗜碱细胞	0～0.005
分类不明细胞	0～0.001

【标本采集要求】

由临床医生采集标本。采用穿刺法吸取,常用穿刺部位为胸骨、棘突、髂骨和胫骨等,其中髂后上棘为首选穿刺部位。注意皮肤消毒和无菌操作,严防骨髓感染,骨髓抽出量不宜过多,否则造成稀释。

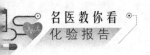

【异常结果解读】

（1）骨髓有核细胞计数增高：白血病、增生性贫血或某些骨髓增生性疾病。骨髓有核细胞计数减低：再生障碍性贫血、理化因素对骨髓影响、放疗和化疗后。

（2）骨髓巨核细胞计数增高：骨髓增生性疾病、免疫性血小板减少性紫癜或红白血病。骨髓巨核细胞计数减低：再生障碍性贫血、急性白血病或阵发性睡眠性血红蛋白尿。

（3）髓系与红系比例增高：髓细胞白血病、细菌感染、类白血病反应或纯红细胞再生障碍性贫血。髓系与红系比例减低：增生性贫血或粒细胞缺乏症。

表 15　骨髓增生程度分级和临床意义

增生程度	成熟红细胞：有核红细胞	有核细胞均数/HPF	常见病例
增生极度活跃	1：1	＞100	各种白血病
增生明显活跃	10：1	50～100	各种白血病、增生性贫血
增生活跃	20：1	20～50	正常骨髓象、某些贫血
增生减低	50：1	5～10	造血功能低下
增生极度减低	200：1	＜5	再生障碍性贫血

表 16　骨髓细胞分类计数：成人各类疾病骨髓涂片检查

疾　　病	骨髓涂片特点
缺铁性贫血	增生活跃。粒、红比例减少或倒置。以晚幼红细胞增生为主，胞体较小，胞质少，色偏灰蓝，边缘不整齐，可见红细胞大小不一，中央淡染区扩大。粒、巨核系无特异改变
巨幼细胞性贫血	增生活跃。粒、红比例减少或倒置。以幼红细胞巨变为主，占有核细胞比例30%～50%，可见 Howell-Jolly 小体、Cabot 环、嗜碱性点彩红细胞。粒系也有巨幼样变，分叶过多

疾　　病	骨髓涂片特点
溶血性贫血	增生明显活跃。粒、红比例明显减少或倒置。红系增生明显，以中、晚幼红细胞为主，原、早幼红细胞增多，红细胞形态各异。有丝分裂多见
再障	增生减低或极度减低。粒、红比例基本正常，造血细胞明显减少，粒、红系均以成熟、近成熟阶段为主。血小板少见，巨核细胞少见。淋巴细胞高达 80％，非造血细胞增多
脾功能亢进	增生活跃。粒、红比例正常或轻度减低。各系血细胞增生，红系以早幼红细胞为主。粒系和巨核系伴有不同程度的成熟障碍
粒细胞缺乏症	增生活跃或减低。粒、红比例正常或减低。缺乏成熟阶段的粒细胞，原、早幼粒细胞多见，幼粒细胞有退行性变。巨核系正常
免疫性血小板减少性紫癜	增生活跃或明显活跃。粒、红比例正常。巨核细胞增多，以幼巨、颗粒巨为主，原巨核细胞多见，产生血小板巨核细胞少见或消失，血小板少见
传染性单核细胞增多症	增生活跃。粒、红比例正常。无特异性改变。淋巴细胞较多，可见反应性淋巴细胞。组织细胞、浆细胞增多
中性粒细胞类白血病反应	增生活跃。粒、红比例正常或增高。早幼粒细胞增多，但未达白血病标准。红系、巨核系正常，血小板正常。碱性磷酸酶染色(NAP)积分增高伴有粒细胞中毒改变
骨髓增生异常综合征	增生活跃或明显活跃。粒、红比例减少。呈病态造血特征，可出现原始细胞比例增高，可见双核、多核幼红细胞伴巨幼样变。粒细胞成熟障碍。巨核细胞减少或增高，可见小巨核细胞
急性髓细胞白血病-M_0	增生明显活跃或极度活跃，少数增生减低或正常。粒、红比例增高。可见大量分类不明细胞(占 30％～90％)，细胞化学染色为阴性，或仅 PAS 染色微阳性
急性髓细胞白血病-M_1	增生明显活跃或极度活跃，少数增生减低或正常。粒、红比例增高。以异常原粒细胞为主(占 90％以上)，早幼粒少见，中幼粒以下阶段罕见。可见 Auer 小体。红系、巨核系少见

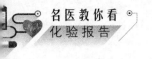
疾　病	骨髓涂片特点
急性髓细胞白血病-M_2	增生明显活跃或极度活跃,少数增生减低或正常。可见较多的早幼粒及以后阶段粒细胞,其中 M_{2b} 可见较多异常中性中幼粒细胞（> 30%）
急性髓细胞白血病-M_3	增生明显活跃或极度活跃,少数增生减低。粒、红比例增高。以早幼粒细胞为主（占 30%～90%）,Auer 小体较多见。胞质中颗粒较粗的为 M_{3a},较不明显的为 M_{3b}
急性髓细胞白血病-M_4	增生极度活跃或明显活跃。粒、红比例增高。粒、单核系同时增生或粒、单核双重特性细胞明显增生（> 30%）。以原粒和早幼粒细胞为主,M_{4a} 单核系细胞 > 20%,M_{4b} 为单核系细胞为主,原粒、早幼粒细胞 > 20%,M_{4c} 以双重特性细胞为主,M_{4d} 伴嗜酸性粒细胞增多（> 5%）。各型红系、巨核系、血小板明显减少,浆细胞增多。可见 Auer 小体
急性髓细胞白血病-M_5	增生极度活跃或明显活跃。粒、红比例正常或偏高。单核系明显增多,且形态各异。M_{5a} 以原单核细胞为主,M_{5b} 以幼单、单核细胞为主。可见 Auer 小体
急性髓细胞白血病-M_6	增生极度活跃或明显活跃。粒、红比例倒置。红血病期可见有核红细胞 > 50%,以原红细胞、早幼红细胞为主。红白血病期以中、晚幼红细胞为主,原粒、早幼粒或单核系细胞可 > 30%。可见 Auer 小体。巨核细胞、血小板显著减少
急性髓细胞白血病-M_7	增生活跃或明显活跃。粒、红比例正常或增高。巨核细胞异常增生,以原、幼巨核细胞为主,成熟巨核细胞少见,血小板无明显减少。粒、红系细胞减少
急性淋巴细胞白血病	增生极度活跃或明显活跃。粒、红比例正常。以原淋为主,可达 70% 以上。粒、红、巨核系明显减低,血小板少见。退化细胞明显增多。L_1 型以小原淋为主,核仁不清晰,胞质较少;L_2 型以大原淋为主,核仁可见,染色质疏松;L_3 型以核仁明显,胞质较多,伴空泡原淋为主
慢性髓细胞白血病	增生极度活跃或明显活跃。粒、红比例明显增高。粒细胞明显增多,以中幼粒细胞及以后阶段为主,原粒和早幼粒细胞不超过 20%,嗜酸、嗜碱性粒细胞多见。巨核细胞明显增多,血小板多见

疾　　病	骨髓涂片特点
慢性淋巴细胞白血病	增生极度活跃。粒、红比例正常。淋巴细胞异常增多，可达80%，原淋、幼淋巴细胞不超过10%。除溶血时幼红细胞增多外，晚期粒、红、巨核系均减少
多发性骨髓瘤	增生活跃。粒、红比例正常。异常浆细胞＞10%，可达70%～90%。红细胞缗钱状排列。髓瘤细胞增加，粒、红系减少
恶性组织细胞病	增生活跃或增生减低。粒、红比例无明显变化。确诊需找到异常组织细胞（如多核巨、吞噬性组织、单核样组织和淋巴样组织细胞）
多毛细胞白血病	增生活跃或减低，少数明显活跃。粒、红比例正常。多毛细胞可占5%～95%。粒、红、巨核系细胞减少

二、骨髓特殊染色和酶组织化学染色

【参考区间】

见表17。

【标本采集要求】

同"骨髓涂片细胞学"项目。

【异常结果解读】

表17　骨髓涂片细胞化学染色检查及临床意义

染色方法	结果判断	临床意义
过氧化物酶染色（POX）、苏丹黑染色（SBB）、氯乙酸AS-D萘酚酯酶染色（AS-DCE）	阴性：幼红细胞、浆细胞、巨核细胞、淋巴细胞。阳性：粒细胞、单核细胞	阳性：急性粒细胞白血病、再障、细菌感染、术后。弱阳性：急性单核细胞白血病。阴性：急性淋巴细胞白血病、组织细胞白血病

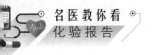
（续表）

染色方法	结果判断	临床意义
碱性磷酸酶染色（NAP，LAP）	阳性：中性粒细胞或巨噬细胞 阴性：其他血细胞	NAP积分增高：类白血病反应、感染所致中性粒细胞增多症、霍奇金淋巴瘤、真性红细胞增多症、毛细胞白血病、再生障碍性贫血、唐氏综合征或骨髓纤维化。NAP积分减低：急性或慢性髓细胞白血病，血小板减少性紫癜、阵发性睡眠性血红蛋白尿、低磷血症或胶原病
酸性磷酸酶染色（ACP）	阳性：粒细胞、T淋巴细胞、浆细胞、巨核细胞、血小板、单核巨噬细胞或幼红细胞	阳性但不被L-酒石酸抑制：多毛细胞白血病。阳性但被L-酒石酸抑制：T淋巴细胞白血病。阳性：戈谢细胞。阴性：尼曼-匹克细胞
过碘酸-席夫反应（PAS）	阳性：早幼粒及以后阶段粒细胞、单核及单核细胞、巨核细胞及血小板、巨噬细胞、少数淋巴细胞 阴性：幼红细胞、浆细胞或大部分淋巴细胞	阳性：红血病或红白血病、缺铁性贫血、珠蛋白生成障碍性贫血或骨髓增生异常综合征的幼红细胞；急性淋巴细胞白血病、急性单核细胞白血病、急性粒细胞白血病的白血病细胞；戈谢细胞。阴性：其他白血病、巨幼贫、溶贫、再障的幼红细胞；尼曼-匹克细胞阴性或弱阳性
乙酸AS-D萘酚酯酶染色（AS-DAE）	阳性：单核、幼单核细胞，并可被氟化钠抑制；粒细胞、幼红细胞、淋巴细胞可呈较弱阳性，但不被氟化钠抑制；巨核细胞、血小板可阳性	强阳性但被氟化钠抑制：急性单核细胞白血病
α-乙酸萘酚酯酶染色（α-NAE）	阳性但被氟化钠抑制：单核细胞系统。巨核细胞和血小板也可阳性。阴性：粒细胞、幼红细胞、淋巴细胞，如阳性则不被氟化钠抑制	阳性但被氟化钠抑制：急性单核细胞白血病。阴性：其他急性白血病（少数阳性反应，则不被氟化钠抑制）。阳性：巨幼细胞性贫血的巨幼细胞

染色方法	结果判断	临床意义
α-丁酸酯酶染色（α-NBE）	阳性:单核细胞(可被氟化钠抑制)、T淋巴细胞、Null淋巴细胞、组织细胞(不被氟化钠抑制);巨核细胞和浆细胞可呈弱阳性	用于急性单核细胞白血病与急性非单核细胞白血病的鉴别;急性T淋巴细胞白血病与急性非T淋巴细胞白血病的鉴别
铁染色	一般铁粒幼细胞为19%～44%	外铁明显减低或消失,铁粒幼红细胞减少:缺铁性贫血。较多环铁粒幼细胞,铁粒幼细胞上升,外铁明显:铁粒幼细胞贫血。铁粒幼细胞上升,见环铁粒幼红细胞:骨髓增生异常综合征。外铁明显增加:硬化症、感染、肾病、血色病或反复输血

（胡传玺　胡晓波）

第二节　溶血检查

一、血浆游离血红蛋白

【参考区间】

比色法:＜40 mg/L。

【标本采集要求】

血浆,采集于绿盖肝素抗凝管。需迅速分离血浆或血清。拒收出现溶血、EDTA或枸橼酸钠抗凝的标本。

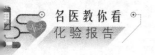

【异常结果解读】

1. 非病理因素

高胆红素、混浊、少量高铁血红蛋白影响测定结果。

2. 病理性因素

增高：溶血性贫血，特别是血管内溶血（显著升高），如阵发性睡眠性血红蛋白尿、阵发性冷血红蛋白尿或冷凝集素综合征，也可见于珠蛋白生成障碍性贫血或自身免疫性溶血性贫血（轻度增高）。

二、红细胞自身溶血及纠正

【参考区间】

48 小时不加纠正物溶血度 < 3.5%，加葡萄糖溶血度 < 1.0%，加三磷酸腺苷（ATP）溶血度 < 1.0%。

【标本采集要求】

去纤维无菌血液，标本采集于含玻璃珠的试管中，采血量为 5 ml。采集后标本立即送检。拒收出现溶血、凝块或转运时间超过 5 分钟的标本。

【异常结果解读】

试验缺乏灵敏度和特异度。遗传性球形红细胞增多症患者溶血度增加，加纠正物不纠正。葡萄糖-6-磷酸脱氢酶（G-6-PD）缺陷症患者溶血度轻度增加，加纠正物可纠正。丙酮酸激酶缺乏症患者溶血度增加，加葡萄糖不纠正，加 ATP 可纠正。自身免疫性溶血性贫血患者溶血度轻度增加。PNH 患者试验结果正常。

三、红细胞渗透脆性(EOFT)和孵育渗透脆性

【参考区间】

开始溶血 0.44%~0.42%(NaCl 液),完全溶血 0.34%~0.32%(NaCl 液),孵育后渗透脆性均增加。

【标本采集要求】

血浆,采集于紫盖 EDTA 抗凝管或绿盖肝素抗凝管。拒收出现溶血、凝块及放置时间超过 6 小时的标本。

【异常结果解读】

任何类型重度贫血均会导致渗透脆性异常。

(1)增高:遗传性球形红细胞增多症、遗传性口形红细胞增多症或球形红细胞增多症伴获得性溶血性贫血。

(2)减低:缺铁性贫血、珠蛋白生成障碍性贫血、肝病或薄红细胞增多伴无脾。

四、冷溶血

【参考区间】

阴性。

【标本采集要求】

血清,采集于红盖或黄盖促凝管。

【异常结果解读】

阳性:阵发性寒冷性血红蛋白尿,伴发于梅毒、传染性单核细胞增多症、流感、麻疹、风疹、天花或细小病毒 B_{19} 等疾病。

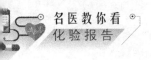

五、蔗糖溶血(糖水试验)

【参考区间】

阴性。

【标本采集要求】

全血,采集于蓝盖枸橼酸钠抗凝管中。拒收溶血、EDTA或肝素抗凝的标本。

【异常结果解读】

1. 非病理因素

假阴性:EDTA或肝素抗凝血。

2. 病理性因素

阳性:阵发性睡眠性血红蛋白尿、巨幼细胞贫血或自身免疫性溶血性贫血。

六、酸化血清(Ham试验)

【参考区间】

阴性。

【标本采集要求】

全血,采集于紫盖EDTA抗凝管或绿盖肝素抗凝管。拒收溶血、血清的标本。

【异常结果解读】

1. 非病理因素

近期输血、陈旧红细胞会导致假阳性结果。

2. 病理性因素

阳性:阵发性睡眠性血红蛋白尿、遗传性或获得性球形红细胞增多症、再生障碍性贫血、骨髓增生异常综合征、白血病或Ⅱ型先天性红细胞生成障碍性贫血。

七、高铁血红蛋白还原试验(MHBRT)

【参考区间】

比色法:高铁血红蛋白还原率＞75％(脐带血≥77％)。

【标本采集要求】

全血,采集于蓝盖枸橼酸钠抗凝管中。

【异常结果解读】

减低:葡萄糖-6-磷酸脱氢酶缺乏症,一般认为还原率31％～74％是杂合子型,还原率＜30％是纯合子型。

八、变性珠蛋白小体(Heinz 小体)

【参考区间】

无 Heinz 小体。

【标本采集要求】

全血,采集于紫盖 EDTA 或绿盖肝素抗凝管。拒收溶血、凝固的标本。

【异常结果解读】

1. 非病理因素

假阳性:服用多诺霉素、二胺二苯砜、奥美拉唑、帕马喹、戊奎宁、奎尼丁或磺胺类药物。

2. 病理性因素

阳性:葡萄糖-6-磷酸脱氢酶缺乏症、轻型 α 珠蛋白生成障碍性贫血或不稳定血红蛋白病。

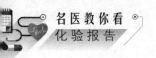

九、血液葡萄糖-6-磷酸脱氢酶筛检(G-6-PD)

【参考区间】

检出 G-6-PD 酶活性。

【标本采集要求】

全血,采集于紫盖 EDTA 抗凝管。拒收有凝块的标本。标本采集时扎压脉带时间不能过长。

【异常结果解读】

若酶活性缺陷,需定量测定 G-6-PD 酶含量。发生溶血后因红细胞大量破坏会导致定性筛检结果正常。

十、红细胞丙酮酸激酶(PK)

【参考区间】

比色法:13.01～16.99 U/g Hb。

【标本采集要求】

红细胞,采集于紫盖 EDTA 或绿盖肝素抗凝管。拒收陈旧标本。

【异常结果解读】

增高:慢性溶血性贫血,丙酮酸激酶缺乏可引起各种严重的溶血性贫血。

十一、血红蛋白电泳

【参考区间】

电泳法:HbA1 95％～98％,HbA2 1.5％～3.5％,HbF 0％～2.0％,HbC 0％,HbS 0％。

【标本采集要求】

全血,采集于紫盖 EDTA 抗凝管。拒收凝固、室温保存的标本。

【异常结果解读】

1. 非病理因素

电泳前输血会影响结果的解释。

2. 病理性因素

出现异常血红蛋白可用于诊断血红蛋白病,如珠蛋白生成障碍性贫血、镰状血红蛋白病或 HbC 病。

表 18　异常血红蛋白的临床意义

检测结果	相关疾病	基因
HbA 轻度增高, HbS 中度增高(约 40%)	轻型镰状细胞病	有 1 个 HbS 基因拷贝(杂合子)
HbS 为主, HbF 增高(>10%),无 HbA	镰状细胞病	有 2 个 HbS 基因拷贝(纯合子)
HbC 为主,无 HbA	血红蛋白 C 病	有 2 个 HbC 基因拷贝(纯合子)
HbA 为主,部分 HbH	血红蛋白 H 病	4 个 α 基因中 3 个发生突变
HbF 为主,少数或无 HbA	重型 β 珠蛋白生成障碍性贫血	2 个 β 基因发生突变
HbA 为主,HbA2 轻度增高(4%~8%),HbF 轻度增高	轻型 β 珠蛋白生成障碍性贫血	1 个 β 基因发生突变

十二、血红蛋白 A2(HbA2)

【参考区间】

电泳法:成人 1.5%~3.5%;<5 岁 0~2.5%。

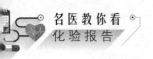
【标本采集要求】

全血,采集于紫盖 EDTA 抗凝管。拒收凝固标本。

【异常结果解读】

1. 非病理因素

电泳前输血会影响结果的解释。

2. 病理性因素

(1) 增高:轻型 β 珠蛋白生成障碍性贫血、不稳定血红蛋白病、轻型镰状细胞贫血、巨幼细胞性贫血或甲状腺功能亢进。

(2) 减低:α 珠蛋白生成障碍性贫血、δβ 珠蛋白生成障碍性贫血、δ 珠蛋白生成障碍性贫血、缺铁性贫血或铁粒幼细胞性贫血。

十三、抗碱血红蛋白(HbF)

【参考区间】

6 个月~成人＜2.0%；0~6 个月＜75%。

【标本采集要求】

全血,采集于紫盖 EDTA 抗凝管。拒收凝固、溶血、放置时间超过 72 小时的标本。

【异常结果解读】

1. 非病理因素

碳氧血红蛋白 A 因能抗碱会导致假阳性结果。

2. 病理性因素

增高:α、β 珠蛋白生成障碍性贫血,再生障碍性贫血、阵发性睡眠性血红蛋白尿、铁粒幼细胞性贫血、先天性球形红细胞增多症或多发性骨髓瘤。

十四、镰状细胞(HbS)

【参考区间】

阴性。

【标本采集要求】

全血,采集于紫盖 EDTA 抗凝管。拒收有凝块、溶血的标本。标本采集时扎压脉带时间不能过长。

【异常结果解读】

阳性:镰状细胞贫血、轻型镰状细胞病、HbS 基因伴 α 或 β 珠蛋白生成障碍性贫血等。

十五、不稳定血红蛋白

【参考区间】

热不稳定试验:不稳定血红蛋白 $<1\%$。

异丙醇沉淀试验:30~40 分钟不沉淀。

【标本采集要求】

全血,采集于紫盖 EDTA 抗凝管。拒收超过 4 小时的标本。

【异常结果解读】

1. 非病理因素

少量异常血红蛋白会导致假阴性结果。

2. 病理性因素

(1) 热不稳定试验阳性:异常血红蛋白(HbH)病,其阳性红细胞可达 50% 以上;轻型 α 珠蛋白生成障碍性贫血时,偶见 HbH 包涵体。

(2) 异丙醇沉淀试验阳性:不稳定血红蛋白病,如 HbH 病

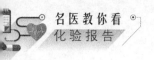
在 5 分钟出现沉淀,20 分钟沉淀逐渐增加。血液中含较多 HbF、HbH、HbE 时也可出现阳性结果。

十六、红细胞游离原卟啉(FEP)

【参考区间】

免疫法:男性 36±16.1 mg/L, 女性 51±17.1 mg/L。

警告值: > 190 mg/L。

【标本采集要求】

全血,采集于紫盖 EDTA 抗凝管或绿盖肝素抗凝管。拒收出现凝块的标本。

【异常结果解读】

1. 非病理因素

血浆中荧光物质会干扰检测结果。

2. 病理性因素

增高:缺铁性贫血、铅中毒、铁粒幼细胞性贫血、慢性病性贫血,溶血性贫血或红细胞生成性原卟啉症。

十七、锌原卟啉(ZPP)

【参考范围】

比色法:0~1.57 μmol/L。

【标本采集要求】

采集皮肤末梢血液或全血。避光保存。

【异常结果解读】

增高:铁缺乏症、铅中毒、红细胞生成性卟啉症、原卟啉症、炎症、慢性贫血或感染。

十八、触珠蛋白/结合珠蛋白(Hp)

【参考区间】

免疫比浊法。新生儿:50～480 mg/L;成人:260～1 850 mg/L。

【标本采集要求】

血清,采集于红盖或黄盖促凝管。

【异常结果解读】

1. 非病理因素

(1) 增高:服用雄激素药物。

(2) 减低:口服避孕药。

2. 病理性因素

(1) 增高:炎症(急性相蛋白)、胶原血管病、感染(急性相蛋白)或梗阻性肝病。

(2) 减低:溶血(血管内超过血管外)、巨幼细胞性贫血、严重肝病,大组织血肿或传染性单核细胞增多症。

表 19   触珠蛋白与其他血细胞参数同时变化的临床意义

触珠蛋白	网织红细胞计数	RBC、Hb、HCT	可能的解释
明显减低	增高	减低	血管内红细胞破坏(如血管内溶血)
正常或轻度减低	增高	减低	器官内红细胞破坏(如血管外溶血)
正常	未增高	减低	其他原因引起红细胞破坏性贫血(如红细胞生成减少)

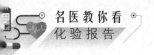

十九、红细胞生成素(EPO)

【参考区间】

化学发光法:12.5～34.5 mU/ml。

【标本采集要求】

血清,采集于红盖或黄盖促凝管。拒收溶血、EDTA 抗凝的标本。

【异常结果解读】

1. 非病理因素

(1) 增高:献血、运动、妊娠或吸烟。

(2) 减低:发热、血液透析或铅暴露。

2. 病理性因素

(1) 增高。EPO 明显增高,HCT < 25% 和 Hb < 70 g/L:重度贫血,如再生障碍性贫血、重度溶血性贫血、造血系统恶性肿瘤。EPO 增高,轻度贫血:获得性免疫缺陷综合征或骨髓增生异常。EPO 不恰当增高:恶性肿瘤、肾囊肿、脑膜瘤、血管网状细胞瘤、平滑肌瘤或肾移植后。

(2) 减低:肾功能衰竭、真性红细胞增多症或自主神经病变。

表20　贫血与红细胞增多症时 EPO 表现与可能原因

出现情况	EPO	可能原因
贫血(RBC、Hb、HCT 减低)	减低或正常	严重肾病
贫血	高	骨髓疾病(如骨髓增生异常综合征)
红细胞增多(RBC、Hb、HCT 增高)	高	肾脏肿瘤或其他疾病(继发性红细胞增多)
红细胞增多	正常或减低	真性红细胞增多症(原发性红细胞增多)

二十、铁(Fe，Iron)

【参考区间】

比色法:成年男性 10.6～36.7 μmol/L;女性 7.8～32.2 μmol/L。

干化学法:男性 8.8～32.4 μmol/L;女性 6.6～30.4 μmol/L。

警告值: > 179 μmol/L。

【标本采集要求】

血清,采集于红盖或黄盖促凝管。拒收溶血、EDTA、氟化钠、草酸盐和枸橼酸钠抗凝的标本。

【异常结果解读】

1. 非病理因素

增高:反复输血。

2. 病理性因素

(1) 增高:血色病、铁剂治疗过度、铅中毒、溶血性贫血、再生障碍性贫血或恶性贫血。

(2) 减低:缺铁性贫血、甲状腺功能减退、慢性感染或妊娠尿毒症。

二十一、铁蛋白(SF)

【参考区间】

免疫比浊法:成年男性 15～200 μg/L,女性 12～150 μg/L;男性高于女性;小儿阶段低于青春期至中年。

警告值。铁缺乏: < 20 μg/L;铁负荷过量: > 325 μg/L(男性)或 > 125 μg/L(女性)。

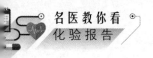
【标本采集要求】

空腹血清,采集于红盖或黄盖促凝管。拒收溶血的标本。

【异常结果解读】

1. 非病理因素

增高:多次输血和铁替代治疗。

2. 病理性因素

(1) 增高:炎症状态,肝病(肝细胞坏死铁蛋白增高),甲状腺功能亢进,肿瘤(神经母细胞瘤、淋巴瘤、白血病、乳腺癌),血色病或铁粒幼细胞性贫血。

(2) 减低:缺铁性贫血。

二十二、转铁蛋白(TF, TRF)

【参考区间】

免疫比浊法:2.0～3.6 g/L。

【标本采集要求】

空腹血清,采集于红盖或黄盖促凝管。拒收溶血、脂血、EDTA 抗凝的标本。

【异常结果解读】

1. 非病理因素

增高:妊娠末期、口服避孕药。

2. 病理性因素

(1) 增高:缺铁性贫血或病毒性肝炎。

(2) 减低:肾病综合征、肝病、遗传性缺陷、蛋白营养不良、肿瘤、慢性炎症性疾病、慢性病、珠蛋白生成障碍性贫血、血色病或溶血性贫血。

二十三、总铁结合力(TIBC)

【参考区间】

比色法:男性 50～77 μmol/L,女性 54～77 μmol/L;铁饱和度 20%～55%。

干化学法:男性 46.8～82.7 μmol/L,女性 47.4～89.0 μmol/L。

【标本采集要求】

血清,采集于红盖或黄盖促凝管。拒收溶血、EDTA 抗凝血浆的标本。

【异常结果解读】

1. 非病理因素

增高:妊娠或体重减轻。

2. 病理性因素

(1) 增高:缺铁性贫血、红细胞增多症或肝炎。

(2) 减低:慢性病贫血、血色病、慢性肝病、溶血性贫血或营养不良(蛋白丢失)。

二十四、可溶性转铁蛋白受体(sTfR)

【参考区间】

化学发光法:9.6～29.6 nmol/L。

【标本采集要求】

血清或血浆,采集于红盖或黄盖促凝管、紫盖 EDTA 抗凝管或绿盖肝素抗凝管。拒收溶血、黄疸、脂血、污染的标本。

【异常结果解读】

(1) 增高:缺铁性贫血或溶血性贫血。

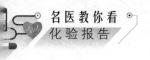

（2）减低或正常：慢性病贫血、血色病、蛋白质营养不良或炎症。

表21　不同疾病时体内各类铁的变化情况

项　目	缺铁性贫血	血色病	慢性病	溶血性贫血	铁粒幼细胞性贫血	铁中毒
铁	减低	增高	减低	增高	正常/增高	增高
铁蛋白	减低	增高	正常/增高	增高	增高	正常
转铁蛋白/总铁结合力	增高	减低	减低/正常	正常/减低	正常/减低	正常
不饱和铁结合力	增高	减低	减低/正常	减低/正常	减低/正常	减低
转铁蛋白饱和度	减低	增高	减低/正常	增高	增高	增高

（胡传玺　胡晓波）

第三节　血栓与止血检查

一、血块收缩试验(CRT)

【参考区间】

≥40%。

【标本采集要求】

全血，采集于红盖促凝管。

【异常结果解读】

减低(＜40%)：血小板无力症、低(无)纤维蛋白原血症、重度血小板减少或严重凝血障碍等。

二、出血时间(BT)

【参考区间】

出血时间测定器法：≤8分钟。

【标本采集要求】

实验前1周内不能服用抗血小板药物，如阿司匹林。在床旁完成实验。

【异常结果解读】

1. 非病理因素

血小板计数减低，血细胞比容减低，服用阿司匹林、华法林、抗炎药、链激酶、尿激酶、右旋糖酐、β-内酰胺类抗生素或拉氧头孢等药物，出血时间会延长。

各种因素如皮肤厚度、温度、血流特性、刀片、切口方向(水平或垂直)、切口位置等均会影响测定结果。

2. 病理性因素

延长：血小板减少症，毛细血管壁异常，血小板异常(Bernard-Soulier综合征、血小板无力症)，弥漫性血管内凝血，肝硬化，尿毒症，骨髓增生性疾病或血管性血友病。

三、血小板黏附试验(PAdT)

【参考区间】

PAdT%。玻珠柱法：(62.5±8.6)%；玻璃滤器法：(31.9±10.9)%。

【标本采集要求】

全血，采集于专用注射器。

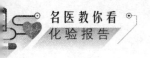
【异常结果解读】

1. 非病理因素

增高:服用血小板抑制药(阿司匹林)等。

2. 病理性因素

(1) 增高:血栓性疾病等。

(2) 减低:血管性血友病(vWD)、血小板无力症、Bernard-Soulier 综合征、Ehlers-Danlos 综合征、骨髓增生性疾病、肝硬化或尿毒症等。

四、血小板聚集试验(PAgT)

【参考区间】

对肾上腺素、凝血酶、瑞斯托霉素、腺苷二磷酸(adenosine diphosphate,ADP)和胶原反应的最大聚集率常 > 60%。

【标本采集要求】

全血,采集于蓝盖枸橼酸钠抗凝管。

【异常结果解读】

1. 非病理因素

(1) 增高:肝素治疗、溶血、脂血、服用烟酸药物。

(2) 减低:服用阿司匹林、某些青霉素、氯喹、氯丙嗪、氯贝丁酯、甲基丙脯酸药物。

2. 病理性因素

(1) 增高:遗传性和获得性血小板黏附、活化和聚集性疾病。

(2) 减低:血小板无力症、巨血小板综合征、贮存池病或环氧酶缺乏症。血管性血友病患者 ADP、胶原和肾上腺素聚集正常,但瑞斯托霉素聚集异常。

五、血浆 β-血小板球蛋白(β-TG)和血小板第 4 因子(PF4)

【参考区间】

ELISA 法。β-TG：(16.4 ± 9.8) ng/ml；PF4：(3.2 ± 2.3) ng/ml。

【标本采集要求】

血浆,采集于专用抗凝管。

【异常结果解读】

(1) 增高:血栓前状态或血栓栓塞性疾病。

(2) 减低:血小板颗粒缺乏症。

六、血浆 P 选择素

【参考区间】

9.4～20.8 ng/ml。

【标本采集要求】

血浆,采集于紫盖 EDTA 抗凝管。

【异常结果解读】

增高:反映体内血小板或内皮细胞活化程度,并可为某些疾病(如动静脉栓塞等血栓性疾病、糖尿病等代谢性疾病或免疫炎症性疾病等)的病程、病情观察及疗效评估提供较特异的判断指标等。

七、血小板第 3 因子有效性(PF3aT)

【参考区间】

第 1 组比第 2 组的结果不超过 5 秒。

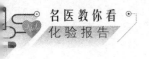
【标本采集要求】

血浆,采集于蓝盖枸橼酸钠抗凝管。

【异常结果解读】

(1) 异常:提示 PF3 减低。第 3 组和第 4 组为对照,在血友病时第 3 组亦会延长。

(2) 增高(延长＞5 秒):先天性 PF3 缺乏、血小板无力症、肝硬化、尿毒症、弥漫性血管内凝血(DIC)、骨髓增生性疾病或血小板减少等。

八、凝血酶原时间和 INR(PT 和 PT-INR)

【参考区间】

凝固法。PT:9.5～13.8 秒, PT-INR:0.8～1.2。

警告值:PT＞30 秒; PT-INR＞4.0～6.0。

【标本采集要求】

血浆,采集于蓝盖枸橼酸钠抗凝管。

【异常结果解读】

1. 非病理因素

增高:服用华法林等口服抗凝剂、肝素、水杨酸盐、水合氯醛、苯妥英、雌激素、抗酸药、苯基丁氮酮、奎尼丁、抗生素、别嘌呤醇或合成类固醇等。

2. 病理性因素

患者测定值比正常对照值延长超过 3 秒以上才有临床意义。

(1) 增高:肝病,凝血因子缺乏症(Ⅰ、Ⅱ、Ⅴ、Ⅶ、Ⅹ),弥漫性血管内凝血,维生素 K 缺乏症,无纤维蛋白原血症或异常纤维蛋白原血症。

（2）减低：因子Ⅴ增多症、高凝或血栓性疾病等。

（3）PT-INR：是恰当口服抗凝剂治疗的监测指标，多数患者治疗范围的 INR 为 2～3。

表22　华法林治疗患者的 INR 治疗目标

华法林抗凝治疗的相关疾病	INR 目标值
预防和治疗静脉血栓栓塞症、风湿性二尖瓣病合并窦性心律、风湿性二尖瓣病合并房颤、原因不明的卒中合并卵圆孔未闭或房间隔膜部瘤、植入人工生物瓣膜、主动脉瓣膜置换术后、非瓣膜性房颤、心腔内血栓形成、稳定性冠心病	2.0～3.0
二尖瓣置换术后、植入两个瓣膜术后	2.5～3.5
急性冠脉综合征或冠脉支架植入术后	2.0～2.5

九、活化部分凝血活酶时间(APTT，PTT)

【参考区间】

凝固法：28～38 秒。

警告值：＞100 秒或 150 秒。

【标本采集要求】

血浆，采集于蓝盖枸橼酸钠抗凝管。

【异常结果解读】

1. 非病理因素

增高：肝素、华法林治疗或溶栓治疗。

2. 病理性因素

患者测定值比正常对照值延长超过 10 秒以上才有临床

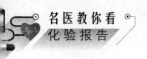
意义。

(1) 增高:凝血因子Ⅰ、Ⅱ、Ⅴ、Ⅷ、Ⅸ、Ⅹ、Ⅺ或Ⅻ缺乏症,肝病,维生素 K 缺乏症,弥漫性血管内凝血,循环抗凝物,特殊凝血因子抑制物(青霉素反应、类风湿性关节炎),血管性血友病或肾病综合征。

表 23　APTT、PT 的临床意义

APTT 延长,PT 正常或延长,无出血	APTT、PT 正常,有出血
仅 APTT 延长	
因子Ⅻ缺乏症	因子ⅩⅢ缺乏症或抑制物
激肽释放酶原缺乏症	α2-抗纤溶酶缺乏症
高分子量激肽原	纤溶酶原激活物抑制物缺乏症
狼疮抗凝物	α1-抗胰蛋白酶缺乏症
APTT 和 PT 延长	
异常纤维蛋白原血症	
纤维蛋白肽 B 释放缺陷	
狼疮抗凝物	

(2) 减低:弥漫性血管内凝血,晚期癌症(如卵巢癌、胰腺癌、结肠癌)或急性相反应。

十、活化凝血时间(ACT)

【参考区间】

1.70±0.76 分钟。

【标本采集要求】

全血,采集于白陶土-脑磷脂混悬液试管。

【异常结果解读】

1. 非病理因素

增高:口服抗凝剂、肝素。

2. 病理性因素

用于测定血管成形术、心脏外科或血液透析中使用鱼精蛋白中和肝素的作用。在体外循环时可接受的治疗目标是400～500秒。

十一、纤维蛋白原(FIB，Fg)

【参考区间】

凝固法:男性2.0～3.75 g/L;女性2.0～4.3 g/L。

警告值:FIB≤0.5～2.0 g/L。

【标本采集要求】

血浆,采集于蓝盖枸橼酸钠抗凝管。

【异常结果解读】

1. 非病理因素

母体内30～36周胎儿Fg接近成人水平,出生后21天达成人水平。

(1) 增高:口服避孕药或妊娠。

(2) 减低:服用纤溶药、溶栓药、雄激素、鱼油、高浓度肝素或纤维蛋白聚合物抑制剂。

2. 病理性因素

(1) 增高:炎症(如类风湿性关节炎、肾小球肾炎),感染,癌症,冠心病或心脏病发作,中风,创伤,周围动脉疾病。

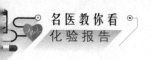

（2）减低：弥漫性血管内凝血、遗传性无/异常/低纤维蛋白原血症、肝病、原发性或继发性纤溶和重度营养不良。

十二、凝血酶时间(TT)

【参考区间】

凝固法：15～23秒。

【标本采集要求】

血浆，采集于蓝盖枸橼酸钠抗凝管。

【异常结果解读】

1. 非病理因素

增高：溶栓或肝素治疗。

2. 病理性因素

患者测定值比正常对照值延长超过3秒以上才有临床意义。

增高：弥漫性血管内凝血、低(无)纤维蛋白原血症、晚期肝病或营养不良。

十三、凝血因子活性

【参考区间】

凝固法。FII：C为97.7%±16.7%；FV：C为102.4%±30.9%；FVII：C为103.0%±17.3%；FVIII：C为103%±25.7%；FIX：C为98.1%±30.4%；FX：C为103.0%±19.0%；FXI：C为100.0%±18.4%；FXII：C为92.4%±20.7%；FXIII：C为100.0%。

警告值。FII：C、FV：C、FVII：C、FVIII：C、FIX：C、

FⅩ：C、FⅪ：C<5%；FⅩⅢ：C<3%。

【标本采集要求】

血浆,采集于蓝盖枸橼酸钠抗凝管。

【异常结果解读】

1.非病理因素

(1)增高:口服避孕药。

(2)减低:口服抗凝剂。

2.病理性因素

(1)FⅧ：C、FⅨ：C、FⅪ：C、FⅡ：C、FⅤ：C、FⅦ：C和FⅩ：C增高:高凝状态或血栓病,特别是静脉血栓形成、肺栓塞、肾病综合征、妊娠高血压征或恶性肿瘤。

(2)FⅧ：C增高:肝病、应激状态或急性炎症。FⅧ：C减低:血友病A(重型＜2%、中型2%～5%、轻型5%～25%、亚临床型25%～45%),血管性血友病(vWD)或弥漫性血管内凝血(DIC),抗Ⅷ：C抗体所致获得性血友病。

(3)FⅨ：C减低:血友病B(重型＜2%、中型2%～5%、轻型5%～25%、亚临床型25%～45%),肝病,维生素K缺乏症,DIC或抗FⅨ抗体存在。

(4)FⅪ：C减低:FⅪ缺乏症、肝病、DIC或抗FⅪ抗体存在。

(5)FⅫ：C减低:FⅫ缺乏症、肝病、DIC或部分血栓病。

(6)FⅡ：C、FⅤ：C、FⅦ：C和FⅩ：C减低:先天性凝血因子Ⅱ、Ⅴ、Ⅶ或Ⅹ缺乏症,维生素K缺乏症,肝病或血循环中有凝血因子Ⅱ、Ⅴ、Ⅶ或Ⅹ抑制物。

(7)FⅩⅢ：C减低:先天性凝血因子FⅩⅢ缺乏症、肝病、

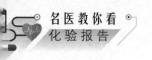

系统性红斑狼疮(SLE),类风湿性关节炎、淋巴瘤、转移性肝癌、恶性贫血、DIC 或原发性纤溶。

十四、血管性血友病因子活性和抗原(vWF：C，vWF：Ag)

【参考区间】

凝固法。vWF：C:55～200％。

ELISA 法。vWF：Ag:500～1 500 U/L。

警告值。vWF：C＜10％～15％。

【标本采集要求】

血浆,采集于蓝盖抗凝管。

【异常结果解读】

1. 非病理因素

增高:剧烈运动、妊娠中后期、气脑造影、电休克、胰岛素所致低血糖或注射生长激素。

2. 病理性因素

减低:血管性血友病,但Ⅱ型血管性血友病抗原含量正常,活性减低。

表 24　血管性血友病因子与分型

血管性血友病	1型	2A型	2B型	2M型	2N型	3型	血小板型	获得型
vWF：C	减低	极低	极低	极低	正常	测不出	极低	减低/极低
vWF：Ag	减低	减低	减低/正常	减低	正常	测不出	减低/正常	减低/极低
FⅧ：C	减低	减低	减低/正常	减低/正常	极低	＜10％	减低/正常	减低/极低

十五、抗凝血酶(AT)

【参考区间】

发色底物法。活性:正常和足月新生儿 ≥ 35~40%;≥ 6个月婴儿到成人80%~130%。

ELISA法。含量:170~300 mg/L。

【标本采集要求】

血浆,采集于蓝盖枸橼酸钠抗凝管。

【异常结果解读】

1. 非病理因素

(1) 增高:口服抗凝药或使用黄体酮类药物。

(2) 减低:妊娠末期、溶栓治疗、口服避孕药或静脉内肝素治疗＞3天等。

2. 病理性因素

(1) 增高:心肌梗死。

(2) 减低:遗传性AT缺陷症、弥漫性血管内凝血、肺栓塞、深静脉血栓、肝病、肾病综合征或蛋白丢失性疾病。

十六、蛋白C活性(PC：A)

【参考区间】

发色底物法:70%~150%。

【标本采集要求】

血浆,采集于蓝盖枸橼酸钠抗凝管。

【异常结果解读】

1. 非病理因素

(1) 增高:口服避孕药或司坦唑醇治疗。

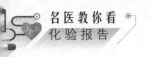
（2）减低：华法林治疗。

2. 病理性因素

减低：遗传性 PC 缺陷症、维生素 K 缺乏症、肝病、肾病、严重感染、弥漫性血管内凝血、HIV 或癌症。

十七、蛋白 S 活性(PS：C)

【参考区间】

发色底物法。总蛋白 S 活性(TPS)：96.6％±9.8％；游离蛋白 S 活性(FPS)：100.9％±11.6％。

【标本采集要求】

血浆，采集于蓝盖枸橼酸钠抗凝管。

【异常结果解读】

1. 非病理因素

减低：口服避孕药、妊娠、激素替代治疗或左旋门冬酰胺酶治疗。

2. 病理性因素

（1）增高：存在狼疮抗凝物。

（2）减低：遗传性 PS 缺陷症(见表25)，获得性缺乏同蛋白 C 活性测定意义。

表25　遗传性 PS 缺陷症分型状况

分型	游离 PS	总 PS 抗原	总 PS 活性
1	减低	减低	减低
2	正常	正常	减低
3	减低	正常	减低

十八、D-二聚体(DD)

【参考区间】

免疫比浊法:≤ 250 μg/L(D-二聚体单位,DDU)或 ≤ 0.5 mg/L(纤维蛋白原等量单位,FEU)。

【标本采集要求】

血浆,采集于蓝盖枸橼酸钠抗凝管。拒收凝固标本。

【异常结果解读】

1. 非病理因素

(1) 增高:溶血标本、老年人、妊娠、类风湿关节炎、高甘油三酯、高脂血症或高胆红素血症。

(2) 减低:抗凝治疗。

2. 病理性因素

增高:深静脉血栓形成(DVT),肺栓塞,弥漫性血管内凝血,任何原因所致凝血或纤溶激活(如手术、创伤、感染、心脏病发作、某些癌症或肝病等)。

十九、纤维蛋白降解产物(FDP)

【参考区间】

免疫比浊法:≤ 100 μg/L。

【标本采集要求】

血浆,采集于蓝盖枸橼酸钠抗凝管。拒收凝固标本。

【异常结果解读】

1. 非病理因素

增高:类风湿因子。

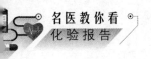
2. 病理性因素

增高:弥漫性血管内凝血、原发性纤溶、肺栓塞或严重肝病。

二十、纤溶酶原(PLG)

【参考区间】

发色底物法。PLG:A 75%~140%;PLG:Ag ＜200 mg/L。

【标本采集要求】

血浆,采集于蓝盖枸橼酸钠抗凝管。

【异常结果解读】

1. 非病理因素

(1) 增高:妊娠。

(2) 减低:链激酶或尿激酶溶栓治疗或阿替普酶治疗。

2. 病理性因素

(1) 增高:感染、创伤、肿瘤、心肌梗死(急性相蛋白)或胆红素血症。

(2) 减低:弥漫性血管内凝血或严重肝病。

二十一、狼疮抗凝物(LA)

【参考区间】

Lupo 试验:31~44 秒;Lucor 试验:30~38 秒;Lupo/Lucor 试验比 ＜1.2。

【标本采集要求】

血浆,采集于蓝盖枸橼酸钠抗凝管。

【异常结果解读】

1. 非病理因素

Lupo 和(或)Lucor 试验时间延长,但 Lupo/Lucor 试验比 < 1.2:华法林或肝素治疗。

2. 病理性因素

Lupo 和 Lucor 试验时间延长 20%,提示有狼疮抗凝物(LA)存在;若 Lupo/Lucor 试验比 > 2.1,提示有大量 LA 存在;Lupo/Lucor 试验比为 1.5~2.0,提示有中等量 LA 存在;Lupo/Lucor 试验比为 1.3~1.4,提示有少量 LA 存在;Lupo/Lucor 试验比 < 1.2:提示凝血因子 Ⅱ、Ⅴ 或 Ⅹ 缺乏。LA 可见于自身免疫性疾病、感染(如 HIV)、炎症、肿瘤或服用某些药物(如吩噻嗪、青霉素、奎尼丁、肼苯哒、普鲁卡因胺、抗疟药等)。

二十二、血栓素 B2(TXB2)

【参考区间】

ELISA 法:男性(132±55)ng/L;女性(116±30)ng/L。

【标本采集要求】

血浆,采集于蓝盖枸橼酸钠抗凝管。

【异常结果解读】

1. 非病理因素

减低:阿司匹林等非甾体类抗炎药。

2. 病理性因素

(1) 增高:糖尿病、动脉粥样硬化、急性心肌梗死等血栓前状态或血栓病。

(2) 减低:先天性血小板环氧化酶缺陷。

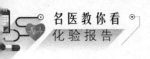
二十三、11-脱氢-血栓素 B2(11-DH-TXB2)

【参考区间】

ELISA 法:(4.5±2.5)ng/L。

【标本采集要求】

血浆,采集于紫盖 EDTA 抗凝管。

【异常结果解读】

1. 非病理因素

减低:阿司匹林等非甾体类抗炎药等。

2. 病理性因素

(1) 增高:糖尿病、动脉粥样硬化、急性心肌梗死等血栓前状态或血栓病。

(2) 减低:先天性血小板环氧化酶缺陷。

二十四、脱-γ-羧基凝血酶原(DCP, PIVKA Ⅱ)

【参考区间】

化学发光法:＞7.5 ng/mL。

【标本采集要求】

血清,采集于红盖管。

【异常结果解读】

增高:急慢性肝病、肝癌或维生素 K 缺乏症。

二十五、因子 V Leiden 突变和 PT G20210A 突变

【参考区间】

阴性。

【标本采集要求】

全血,采集于紫盖 EDTA 抗凝管。

【异常结果解读】

(1) 因子 V Leiden 突变:此单基因突变在白种人中发生率为 2%～8%,为该人种最常见的遗传性易栓症病因。

(2) PT G20210A 突变:可有纯合子和杂合子,阳性为常见的遗传性易栓症病因之一。

二十六、肝素抗-Xa(Anti-Xa)

【参考区间】

发色底物法。普通肝素(UFH)治疗范围:0.30～0.70 U/dL;低分子肝素(LMWH)治疗范围:0.50～1.00 U/dL。

警告值:Anti-Xa>1.5 U/dL(UFH)或>2.0 U/dL(LMWH)。

【标本采集要求】

血浆,采集于蓝盖枸橼酸钠抗凝管。

【异常结果解读】

用于肝素(普通肝素、低分子量肝素、磺达肝素)治疗浓度的监测。

二十七、肝素 PF4 抗体(HIT)

【参考区间】

ELISA 法:< 20%。

警告值:HIT 阳性。

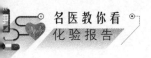

【标本采集要求】

血清,采集于红或黄盖促凝管。

【异常结果解读】

增高:肝素诱导血小板减少症。

二十八、血黏度

【参考区间】

≥16 岁:≤1.5 厘泊(CP)。

【标本采集要求】

血清,采集于红盖管。

【异常结果解读】

增高:单克隆丙种球蛋白血症(Waldenstrom 巨球蛋白血症、多发性骨髓瘤),高纤维蛋白原血症,系统性红斑狼疮,类风湿性关节炎,红细胞增多症或白血病。

(许　蕾　胡晓波)

第四节　遗传疾病分子生物学检查

一、外周血细胞染色体(CHR)

【参考区间】

外周血淋巴细胞培养和 G 显带技术:正常体细胞染色体数 46 条(44 条常染色体,2 条性染色体),男性染色体核型为 46,XY;女性染色体核型为 46,XX。

【标本采集要求】

全血,采集于绿盖肝素抗凝管。拒收凝固的标本。

【异常结果解读】

染色体数目异常和结构异常,后者需通过 G 显带等技术加以确诊。外周血细胞染色体检查用于常染色体病、性发育异常或肿瘤(血液系统肿瘤)诊断。

表26　常染色体病常见的染色体畸变

常染色体病	常见染色体畸变
21-三体综合征	47, XY, ＋21; 46, XX/47, XX, ＋21; 46, XX, －15, ＋t(15q21q)
18-三体综合征	47, XY, ＋18; 46, XX/47, XX＋18
5p-综合征	46, XX(XY), 5p-
Prader-Willi 或 Angelman 综合征	46, XX(XY); del(15)(q11q13)

表27　性染色体病常见的染色体畸变

性染色体病	常见染色体畸变
先天性睾丸发育不全综合征	47, XXY; 46, XY/47, XXY; 46, XY/48, XXYY; 48XXXY; 48, XXYY; 48, XXYY; 49XXXXY
先天性卵巢发育不全综合征	45, XO; 45, XO/46, XX; 45, XO/46, XX/47, XXX; 46, X, i(Xp); 46X, r(X); 46, X, del(Xp); 46, X, del(Xq)
超雌综合征(多 X 综合征)	47, XXX; 48, XXXX; 49, XXXXX; 46, XX/47, XXX
超雄综合征(多 Y 综合征)	47, XYY; 48, XXYY; 48, XYYY; 49, XYYYY; 46, XY/47, XYY

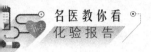
表28　造血和淋巴组织系统恶性肿瘤

血液系统肿瘤	常见染色体畸变
慢性髓细胞白血病	t(9；22)(q34；q11)；＋8；i(17q)；＋19；＋Ph′
真性红细胞增多症	＋8；＋9；del(20q)；del(13q)
骨髓纤维化	＋8；－7，del(7q)；del(11q)；del(13q)；del(20q)
原发性血小板增多症	＋8；del(13q)
急性髓细胞白血病	t(8；21)(q22；q22)；inv(16)(p13；q22)；t(16；16)(p13；q22)；t(9；11)(p21—22；q23)；t(11；19)(q23；p13)；t(11；19)(q23；p13)；－5；del(5q)；－7；del(7q)；＋8；del(11q)；del(20q)；＋21；t(9；22)(q34；q11)
急性早幼粒细胞白血病	t(15；17)(q22；q21)
急性淋巴细胞白血病	t(1；19)(q23；p13)；t(9；22)(q34；q11)；t(1；11)(p32；q23)；t(4；11)(q21；q23)；t(11；19)(q23；p13)；t(12；21)(p13；q22)；del(9p)
慢性淋巴细胞白血病	＋12；del13q；del11q23—24；14q＋；del17p13
淋巴瘤	t(9；14)(p13；q32)；t(11；14)(q13；q32)；＋3；t(11；18)(q21；q22)；t(14；18)(q32；q21)；t(18；22)(q21；q11)；＋7；＋18；del(6q)；del/t(3)(q27)；t(11；14)(q13；q32)；t(8；14)(q21；q32)；t(2；8)(p12；q24)；t(8；22)(q24；q11)

二、脆性 X 染色体(FMR1)

【参考区间】

缺乏叶酸和胸苷的培养系统诱导法:正常人无脆性 X 染色体。

【标本采集要求】

全血,采集紫盖 EDTA 抗凝管。拒收凝固的标本。

【异常结果解读】

阳性:脆性 X 染色体综合征为 46,XY(XX),fra(X)(q27:3),为家族性遗传性智力障碍,发生率约 1/2 000。

三、血高分辨染色体

【参考区间】

外周血高分辨染色体显带技术:男性染色体核型为 46,XY;女性染色体核型为 46,XX。

【标本采集要求】

骨髓或全血,采集于绿盖肝素抗凝管。

【异常结果解读】

常规染色体检查仅能观察 350 条左右染色体条带,高分辨染色体检查的条带数可达 800 条以上,有助于遗传病基因定位和发现微小染色体畸变,如微缺失综合征、Prader-Willi 综合征或 Angelman 综合征等。

四、脐血染色体

【参考区间】

男胎染色体核型为 46,XY;女胎染色体核型为 46,XX。

【标本采集要求】

脐血,采集于绿盖肝素抗凝管。

【异常结果解读】

脐血染色体检查在胎儿出生前可确定其染色体有无异常,以便正确做出是否终止妊娠决定。

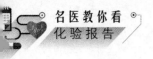

五、染色体核型

【参考区间】

男性染色体核型为 46，XY；女性染色体核型为 46，XX；无明显染色休异常。

【标本采集要求】

全血，采集于绿盖肝素抗凝管。羊水、绒毛膜绒毛、骨髓和组织标本。

【异常结果解读】

1. 非病理因素

(1) 假阳性：化疗可使染色体断裂，影响正常核型结果。

(2) 假阴性：部分染色体改变太微小，不能通过核型进行检测，可采用其他技术，如 FISH 或芯片进一步检测。同个体不同部位的细胞可能拥有不同遗传物质，这种现象是由于胎儿发育早期的改变导致了完全不同的细胞系发育，称为镶嵌现象。某些唐氏综合征存在此现象，患者体内部分细胞存在异常多余的21 号染色体，而部分细胞的染色体正常。

2. 病理性因素

提示某些染色体异常。许多血液或淋巴造血组织肿瘤（如白血病、淋巴瘤、骨髓瘤）或骨髓发育不良都与染色体异常有关。

表 29　各染色体异常的表现

类型	异常表现
三倍体	多一条染色体，如 Down 综合征(21 三体)，三倍体综合征(13 三体)，Edwards 综合征(18 三体)，Klinefelter 综合征(男性，多一条 X 染色体，即 XXY 而非 XY)
单倍体	少一条染色体，如 Turner 综合征(女性，仅有一条 X 染色体，而非 XX)

类型	异 常 表 现
缺失	缺失染色体和/或部分基因,有些缺失难于检测
重复	存在多余的基因物质,可发生于任一染色体上,如特定位置存在两条水平条带,而不是一条
易位	染色体某部分发生断裂,并与另一染色体连接。若发生一对一交换,且所有的遗传物质均存在,称为平衡易位,反之称为非平衡易位
基因重排	遗传物质出现在一条染色体的非常规位置。可能同时存在基因重排和重复或缺失或发生无限次重组

六、进行性肌营养不良基因

【参考区间】

解释性报告。

【标本采集要求】

全血,采集于紫盖 EDTA 抗凝管。拒收凝固的标本。

【异常结果解读】

增高:进行性肌营养不良(DMD)的致病基因定位于 Xp21,其片段性缺失率为 50%～70%,点突变、小缺失和小插入率为 30%,重复率为 10%。

七、囊性纤维化基因分型

【参考区间】

解释性报告。

【标本采集要求】

全血,采集于紫盖 EDTA 或黄盖 ACD 抗凝管,羊水或绒毛膜绒毛标本。

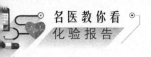
【异常结果解读】

阳性:囊性纤维化(75％～80％患者存在突变等位基因),与患者症状的严重程度无关。若为单基因突变或阴性,且患者有相应症状,须作进一步突变测试,如汗液氯或其他实验室检测,以检查相关器官功能。

八、人类表皮生长因子受体 2(HER-2/nue)

【参考区间】

ELISA 法:$\leqslant$ 15.0 ng/mL。

【标本采集要求】

血清,采集于红或黄盖促凝管。肿瘤组织标本。

【异常结果解读】

增高:25％～30％原发性乳腺癌或其他上皮源性肿瘤,包括肺癌、肝癌、胰腺癌、结肠癌、胃癌、卵巢癌、宫颈癌和膀胱癌。曲妥单抗、拉帕替尼、培妥珠单抗是抗人 Her-2/nue 单抗,用于乳腺癌 HER_2 靶向治疗。

九、BRCA 1 和 BRCA 2 基因(BRCA-1 和 BRCA-2)

【参考区间】

解释性报告。

【标本采集要求】

全血或特殊口腔灌洗液中细胞。

【异常结果解读】

女性所携带此突变基因,患乳腺癌和卵巢癌可能性大,在报告遗传学结果前应提供检测前咨询。

十、遗传性血色病 HFE 基因筛检(HFE)

【参考区间】

解释性报告。

【标本采集要求】

全血或组织标本。

【异常结果解读】

遗传性血色病主要有等位基因 1 个突变(C282Y)和 2 种多态性(H63D 和 S65C)表现。

十一、Huntington 病多聚酶链反应

【参考区间】

解释性报告。

【标本采集要求】

全血,采集于紫盖 EDTA 或黄盖 ACD 抗凝管。

【异常结果解读】

Huntington 病是 IT 15 基因中有三核苷酸 CAG 的重复序列。检验前、后应提供遗传咨询。

十二、早老素 1 基因突变(PSEN1)

【参考区间】

解释性报告。

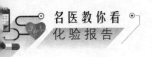
【标本采集要求】

全血,采集于紫盖 EDTA 或黄盖 ACD 抗凝管。

【异常结果解读】

阳性:若受检者 PSEN1 基因发生突变,最终发展为早发家族性 Alzheimer 病的可能性较高,该基因外显率(即症状、严重程度、进展速度)有很大个体差异,该基因为显性基因,下一代有50%概率从父母遗传到 PSEN1 突变。

十三、亚甲基四氢叶酸还原酶基因突变(MTHFR)

【参考区间】

解释性报告。

【标本采集要求】

全血,采集于紫盖 EDTA、蓝盖枸橼酸钠或黄盖 ACD 抗凝管。

【异常结果解读】

检出 MTHFR 基因有 C677T 和 A1298C 两个突变,与血液中同型半胱氨酸增高有关。有证据表明,同型半胱氨酸增高与血栓风险增加有关。

十四、B 细胞免疫球蛋白基因重排

【参考区间】

阴性。

【标本采集要求】

组织、脑脊液、血液或骨髓标本。

【异常结果解读】

阳性:慢性淋巴细胞白血病/小淋巴细胞淋巴瘤、Burkitt 淋巴瘤、弥漫性大 B 细胞淋巴瘤、滤泡性淋巴瘤、毛细胞白血病、淋巴浆细胞淋巴瘤/Waldenstrom 巨球蛋白血症、套细胞淋巴瘤或边缘区淋巴瘤。

十五、T 细胞受体基因重排

【参考区间】

解释性报告。

【标本采集要求】

骨髓,采集于紫盖 EDTA 或黄盖 ACD 抗凝管。

【异常结果解读】

阳性:成人 T 细胞白血病/淋巴瘤、大细胞间变性淋巴瘤、血管免疫母细胞性 T 细胞淋巴瘤、肠病型 T 细胞淋巴瘤、鼻型结外 NK/T 细胞淋巴瘤、肝脾 T 细胞淋巴瘤、蕈样真菌病、外周 T 细胞淋巴瘤-非特异型、T 前体细胞淋巴瘤、Sézary 综合征、大颗粒 T 淋巴细胞白血病或前 T 淋巴细胞白血病。

十六、BCR-ABL1 融合基因(BCR-ABL1)

【参考区间】

阴性。

【标本采集要求】

全血和骨髓,采集于紫盖 EDTA 抗凝管。

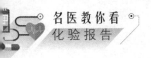
【异常结果解读】

阳性:慢性髓细胞白血病(约100%),急性淋巴细胞白血病(2%~4%儿童和30%成人)和急性髓系白血病(约1%)。骨髓或外周血会发生t(9;22)(q34;q11.2)易位。

十七、酪氨酸激酶突变(JAK2)

【参考区间】

解释性报告。

【标本采集要求】

血液或骨髓标本。

【异常结果解读】

JAK2V617F突变阳性:约2/3骨髓增殖性疾病(MPN)(包括95%真性红细胞增多症、50%~60%原发性骨髓纤维化和50%~60%原发性血小板增多症),慢性髓单核细胞白血病、急性髓系白血病、慢性髓系白血病或骨髓增生异常综合征。

十八、PML-RARA 基因(PML-RARA)

【参考区间】

解释性报告。

【标本采集要求】

全血和骨髓,采集于紫盖 EDTA 或黄盖 ACD 抗凝管。

【异常结果解读】

阳性:若血液和骨髓均含 PML-RARA 基因,可诊断为急性早幼粒细胞白血病(APL)。在监测治疗时,若血液或骨髓中

PML-RARA 量逐渐减少,说明患者对治疗有反应。若 PML-RARA 量逐渐增高,提示疾病恶化或复发。若 APL 患者未检出 PML-RARA 基因,不能用全反式维 A 酸治疗。

十九、氯吡格雷基因(CYP2C19)

【参考区间】

解释性报告。

【标本采集要求】

全血,采集于紫盖 EDTA 抗凝管。

【异常结果解读】

1. 非病理因素

阳性:输血、肝移植或骨髓移植。

2. 病理性因素

阳性:CYP2C19 可代谢多种药物,如抗溃疡药奥美拉唑、抗癫痫药美芬妥英、抗疟疾药氯喹、抗焦虑药安定;对某些药物代谢发挥部分作用,如 β 受体阻滞剂普萘洛尔、抗抑郁药氟伏沙明和氟西汀;参与抗凝药氯吡格雷的活化。CYP2C19 基因突变可导致酶活性明显降低或缺失催化活性。

二十、FIP1L1-PDGFRA 融合基因(FIP1L1-PDGFRA)

【参考区间】

解释性报告。

【标本采集要求】

全血和骨髓,采集于绿盖肝素抗凝管。

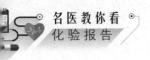
【异常结果解读】

阳性:FIP1L1-PDGFRA 融合基因可致嗜酸性粒细胞增多,可辅助诊断嗜酸性粒细胞增多症(HE)和嗜酸性粒细胞增多综合征(HES),辅助判断 HE/HES 预后和使用酪氨酸激酶抑制剂伊马替尼的疗效。

(胡传玺　胡晓波)

第三章　临床化学检验

第一节　蛋白质测定

一、总蛋白(TP)

【参考区间】

双缩脲法:65～85 g/L。

【标本采集要求】

空腹血清,采集于红盖或黄盖促凝管。拒收溶血、脂血的标本。

【异常结果解读】

1. 非病理因素

减低:妊娠。

2. 病理性因素

(1) 增高:慢性炎症,感染(如病毒性肝炎、HIV)或骨髓疾病(如多发性骨髓瘤)。

(2) 减低:肝病、肾病,营养不良或吸收不良(如乳糜泻、炎症性肠病)。

二、白蛋白(ALB)和球蛋白(GLB)

【参考区间】

白蛋白溴甲酚紫法:40～55 g/L。

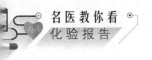
球蛋白计算法:20～40 g/L。

白蛋白/球蛋白比值(A/G)计算法:(1.2～2.4):1。

白蛋白警告值:＜15 g/L。

【标本采集要求】

空腹血清,采集于红盖或黄盖促凝管。拒收溶血、脂血的标本。

【异常结果解读】

1. 非病理因素

静脉内输注白蛋白会导致假阳性结果。静脉内输液、妊娠、长期制动、水中毒、血液稀释、饥饿、口服避孕药等会导致假阴性结果。

2. 病理性因素

(1) 白蛋白增高:脱水。

(2) 白蛋白减低:感染、烧伤、手术、慢性病、癌症、糖尿病、甲状腺功能减退、类癌综合征或充血性心力衰竭。

(3) A/G 增高:某些遗传缺陷导致免疫球蛋白产生不足、白血病。

(4) A/G 减低:多发性骨髓瘤、自身免疫性疾病、肝硬化或肾病(如肾病综合征)。

三、血清蛋白电泳(SPE)

【参考区间】

警告值:单克隆丙种球蛋白＞30 g/L,多提示恶性疾病、IgG 或 IgA 骨髓瘤、IgM 巨球蛋白血症。

表30　血清蛋白电泳的参考区间

蛋白质组分	g/L	占总蛋白百分比(%)
白蛋白	35～52	57～68
α1 球蛋白	1.0～4.0	1～5.7
α2 球蛋白	4.0～8.0	4.9～11.2
β 球蛋白	5.0～10.0	7～13
γ 球蛋白	6.0～13.0	9.8～18.2

【标本采集要求】

空腹血清,采集于红盖或黄盖促凝管。拒收溶血、脂血、血浆的标本。

【异常结果解读】

1. 非病理因素

近 6 个月有免疫接种会引起免疫球蛋白增高,服用苯妥英、普鲁卡因胺、口服避孕药、美沙酮、阿司匹林、重碳酸盐、氯丙嗪、皮质激素或新霉素等药物会影响蛋白电泳结果。

2. 病理性因素

(1) 增高。白蛋白:脱水。α1 球蛋白:炎症。α2 球蛋白:急性或慢性炎症、肾病。β 球蛋白:缺铁性贫血、部分多发性骨髓瘤、未明意义单克隆丙种球蛋白血症(MGUS)或高胆固醇血症。γ 球蛋白:单克隆 γ 球蛋白(如浆细胞恶性肿瘤、多发性骨髓瘤、淋巴瘤、Waldenstrom 巨球蛋白血症和 MGUS)或多克隆 γ 球蛋白(如慢性炎症、类风湿性关节炎、狼疮、肝硬化、慢性肝病、感染)。

(2) 减低。白蛋白:营养不良、肝病、吸收不良、肾病或炎症。α1 球蛋白:肺气肿(α1-抗胰蛋白酶缺乏症)和严重肝病。α2 球蛋

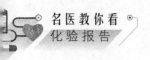

白:营养不良、溶血性贫血或严重肝病。β球蛋白:营养不良或自身免疫性疾病。γ球蛋白:各种遗传性免疫病或继发性免疫缺陷病。

四、尿蛋白电泳

【参考区间】

SDS-PAGE电泳法:阴性($\alpha 1$球蛋白、$\alpha 2$球蛋白、β球蛋白、γ球蛋白)。

【标本采集要求】

推荐晨尿标本,最好是尿蛋白阳性标本。

【异常结果解读】

1. 非病理因素

某些药物,如苯妥英、普鲁卡因胺、口服避孕药、甲基多巴可使免疫球蛋白增高。阿司匹林、碳酸氢盐、氯丙嗪、类固醇、新霉素会影响蛋白电泳结果。

2. 病理性因素

分为肾小球性蛋白尿(如白蛋白)、肾小管性蛋白尿(如 β_2 微球蛋白)和特殊蛋白尿(如单克隆免疫球蛋白或游离轻链、心脏或肌肉损伤所致肌红蛋白、溶血性贫血所致血红蛋白)。

五、免疫固定电泳(IFE)

【参考区间】

解释性报告。

【标本采集要求】

血清,采集于红盖或黄盖促凝管。拒收血浆标本。

【异常结果解读】

常用于 M 蛋白鉴定与分型,识别单克隆条带的免疫球蛋白类型,其中 IgG 型占 61%,IgM 型占 19%,IgA 型占 11%,轻链型占 5%,双克隆型占 4%。

六、尿本周蛋白定性

【参考区间】

阴性,新生儿可弱阳性。

【标本采集要求】

随机尿或 24 小时尿标本。

【异常结果解读】

阳性:多发性骨髓瘤、慢性淋巴细胞白血病、淋巴瘤、结肠癌、乳腺癌、肺癌或前列腺癌转移、淀粉样变,巨球蛋白血症等。

七、前白蛋白(PA)

【参考区间】

免疫比浊法:男性 200～430 mg/L;女性 180～350 mg/L。

警告值:< 110 mg/L。

【标本采集要求】

空腹血清,采集于红盖或黄盖促凝管。拒收溶血、脂血的标本。

【异常结果解读】

1. 非病理因素

(1) 增高:服用高剂量皮质类固醇、非类固醇抗生素药物。

(2) 减低:妊娠。

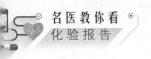
2. 病理性因素

(1) 增高:肾上腺分泌亢进、霍奇金淋巴瘤等。

(2) 减低:营养不良、慢性疾病、创伤、炎症、严重感染、甲状腺功能亢进或某些消化道疾病等。

（蒋筠斐　胡晓波）

第二节　糖及其代谢物测定

一、葡萄糖(Glu)

【参考区间】

空腹葡萄糖:正常 3.9～5.5 mmol/L;异常(前期糖尿病) 5.6～6.9 mmol/L;糖尿病 1 次以上测定结果 ＞7.0 mmol/L。

口服葡萄糖耐量试验(oral glucose tolerance test, OGTT): 正常 ＜7.8 mmol/L;异常(前期糖尿病)7.8～11.1 mmol/L;糖尿病 1 次以上测定结果 ＞11.1 mmol/L。

妊娠糖尿病筛查:正常 ＜7.8 mmol/L;异常 ＞7.8 mmol/L。用 ＞7.2 mmol/L 作为界限,有 90% 妇女患有妊娠糖尿病;用 ＞7.8 mmol/L 作为界限,有 80% 患有妊娠糖尿病。

妊娠糖尿病 OGTT:空腹 5.3 mmol/L, 1 小时 10.0 mmol/L, 2 小时 8.6 mmol/L, 3 小时 7.8 mmol/L。若 2 个或以上结果超出参考区间可诊断为妊娠糖尿病。若使用 75 g 葡萄糖,可不需要采集 3 小时样本。

干化学法:血液空腹葡萄糖 4.1～5.9 mmol/L;随机尿糖 ＜

1.7 mmol/L,24 小时尿糖 < 2.8 mmol;脑脊液葡萄糖 2.2～3.9 mmol/L。

警告值：< 2.75 mmol/L(男性)，或 < 2.2 mmol/L(女性)，或 > 22 mmol/L。

【标本采集要求】

空腹血清或血浆，采集于红盖或黄盖促凝管或绿盖肝素抗凝管。

随机尿或脑脊液标本。

【异常结果解读】

1.非病理因素

(1)增高：紧张，服用糖皮质激素、噻嗪或袢利尿剂。

(2)减低：长期禁食，服用胰岛素或降糖药。

2.病理性因素

(1)血糖增高：糖尿病、慢性肾病、甲状腺功能亢进、胰腺癌、创伤、心脏病发作、中风、Cushing 综合征、肢端肥大症或胰腺炎。血糖减低：胰岛细胞瘤、肾上腺功能不全、重度肝病、垂体机能减退、甲状腺功能减退、严重感染、重度心力衰竭或慢性肾功能衰竭。

(2)尿糖增高：肾病、糖尿病。

二、果糖胺(FRU、GSP)

【参考区间】

染料结合法：205～285 mmol/L。

【标本采集要求】

空腹血清，采集于红盖或黄盖促凝管。拒收溶血、脂血的标本。

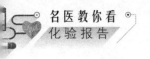
【异常结果解读】

1. 非病理因素

血维生素 C 增高和甲状腺功能亢进会干扰实验结果。血总蛋白/白蛋白减低会导致假阴性结果。

2. 病理性因素

增高:代表 2～3 周前平均血糖浓度升高。

三、糖化血红蛋白(GHB、HbA1c)

【参考区间】

高效液相色谱法:正常人 4％～7％;糖尿病 ≥ 6.5％;糖耐量受损 5.7％～6.4％。

警告值: > 8.1％。

【标本采集要求】

全血,采集于紫盖 EDTA 抗凝管。拒收溶血、脂血的标本。

【异常结果解读】

1. 非病理因素

减低:妊娠。

2. 病理性因素

(1) 增高:未控制糖尿病(2～3 月前血糖平均水平),铅中毒、酗酒、缺铁性贫血或高甘油三酯血症。

(2) 减低:溶血性贫血、红细胞生存率减低、急性或慢性失血、慢性肾功能衰竭、胰岛素瘤、先天性球形红细胞增多症,HbS、HbC、HbD 病。

四、酮体(Ket)

【参考区间】

丙酮酸: < 0.1 mmol/L 或阴性;β 羟丁酸: 0.03 ~ 0.3 mmol/L。

警告值:β 羟丁酸 > 5.0 mmol/L。

【标本采集要求】

血清或血浆,采集于红盖或黄盖促凝管或绿盖肝素抗凝管。拒收溶血的标本。

【异常结果解读】

1. 非病理因素

妊娠、呕吐、紧张、饥饿和摄入异丙醇等会导致假阳性结果。

2. 病理性因素

增高:酮症、糖尿病酮症酸中毒(DKA)。

五、乳酸(LA)

【参考区间】

酶法:静脉全血 0.9 ~ 1.7 mmol/L,静脉血浆 0.5 ~ 2.2 mmol/L;动脉全血 0.36 ~ 1.25 mmol/L,动脉血浆 0.5 ~ 1.6 mmol/L。

比色法:脑脊液 0.5~1.7 mmol/L; 24 小时尿 5.5~22 mmol。

干化学法:0.7~2.1 mmol/L。

警告值:血乳酸 > 5.0 mmol/L。

【标本采集要求】

全血或血浆,采集于肝素氟化钠抗凝管或动脉血液标本。

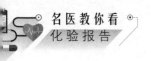

应在空腹和静息状态下抽血,抽血时不用止血带,不可用力握拳,如非用止血带不可,应在穿刺后除去止血带至少等待2分钟后再抽血。拒收溶血、未冷藏运送、EDTA和枸橼酸钠抗凝标本。

【异常结果解读】

1. 非病理因素

增高:服用水杨酸盐、乙醇、甲醇或乙二醇药物,剧烈运动(如马拉松)。

2. 病理性因素

血乳酸增高:A型乳酸酸中毒(中风,败血症,心脏病发作、充血性心力衰竭,严重肺病或呼吸衰竭、肺水肿,严重贫血),B型乳酸酸中毒(肝病、肾病、糖尿病治疗不当,白血病、艾滋病,葡萄糖-6-磷酸缺乏症、遗传性代谢病或线粒体病)。

（蒋筠斐　胡晓波）

第三节　血脂及脂蛋白测定

一、总胆固醇(TC、Ch、Cho)

【参考区间】

成人根据危险度筛查,结果分为3类。

(1) 理想水平胆固醇低于5.2 mmol/L,说明心脏病危险度低。

(2) 边缘升高胆固醇在5.2~6.2 mmol/L之间,医生需进行脂类组合检测,以判断胆固醇升高是低密度脂蛋白胆固醇(LDL-C)升高还是高密度脂蛋白胆固醇(HDL-C)升高。根据脂类组合和其他危险因素分析结果,医生确定采取何种措施。

(3) 高度危险胆固醇 ≥ 6.2 mmol/L,医生需进行脂类组合检测,用以确定高胆固醇的原因,一旦找到原因,则采取相应措施。

【标本采集要求】

血清,采集于红盖或黄盖促凝管。

【异常结果解读】

1. 非病理因素

胆固醇常随年龄上升,到 70 岁后有所下降,50 岁以上女性高于男性;中青年女性低于男性。

(1) 增高:高胆固醇、饱和脂肪和高热量饮食,妊娠末期,遗传因素,缺少运动,脑力劳动,精神紧张,服用 β 受体阻滞剂、肾上腺素、维生素 D、类固醇、吩噻嗪类药或口服避孕药。

(2) 减低:降脂药物(如他汀类、烟酸、依泽替米贝、考来烯胺和考来维仑),饥饿,急性疾病,心脏病发作或紧张(如手术或意外)。

2. 病理性因素

(1) 增高:原发性高胆固醇血症、胆道梗阻、糖尿病、肾病综合征、甲状腺功能减退或原发性胆汁瘀积性肝硬化。

(2) 减低:吸收不良、无 β 脂蛋白血症、甲状腺功能亢进、肝功能衰竭、癌症、感染或炎症。

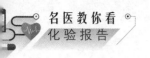

二、甘油三酯(TG)

【参考区间】

理想范围:＜1.69 mmol/L;边缘升高:1.69～2.25 mmol/L;增高:2.26～5.64 mmol/L;很高:＞5.65 mmol/L。

【标本采集要求】

空腹血清,采集于红盖或黄盖促凝管。拒收脂血、非禁食的标本。

【异常结果解读】

1. 非病理因素

(1) 增高:饮食摄入饱和脂肪、乙醇,妊娠,雌激素治疗或久坐生活方式。

(2) 减低:剧烈运动,服用二甲苯氧庚酸、非诺别特、烟酸、二甲双胍或氯贝丁酯药物。

2. 病理性因素

(1) 增高:高脂蛋白血症(Ⅰ、Ⅱb、Ⅲ、Ⅳ、Ⅴ型),甲状腺功能减退症,胰腺炎,肾病综合征,控制不良糖尿病或糖原累积症。

(2) 减低:营养不良和先天性无β载脂蛋白血症。

三、高密度脂蛋白胆固醇(HDL-C)

【参考区间】

"国家胆固醇教育计划"(NCEP)和"成人高胆固醇血症查出、评估和治疗专家委员会第三次报告"(ATP Ⅲ)提出医学决定水平:男性＜1.0 mmol/L,女性＜1.3 mmol/L 为降低,冠心病危险度增高;≥1.55 mmol/L 为负危险因素。

【标本采集要求】

空腹血清,采集于红盖或黄盖促凝管。产后或急性疾病需在痊愈后 6 周行 HDL-C 检测。拒收肝素、枸橼酸抗凝的标本。

【异常结果解读】

1. 非病理因素

(1) 增高:饮酒,有氧运动,服用非诺贝特、吉非贝齐、烟酸、雌激素或 ω-3-脂肪酸药物。

(2) 减低:妊娠、精神紧张、肥胖、吸烟、长期制动、饥饿,服用普罗布考。

2. 病理性因素

减低:家族性载脂蛋白缺乏症、肝病、急性心肌梗死或中风。若胆固醇/HDL-C > 4.5 提示冠状动脉病风险增加。

四、低密度脂蛋白胆固醇(LDL-C)

【参考区间】

理想范围:< 3.34 mmol/L;边缘增高:3.37~4.12 mmol/L;增高:> 4.15 mmol/L;极高:> 4.90 mmol/L。

【标本采集要求】

空腹血清,采集于红盖或黄盖促凝管。急性疾病需在痊愈后 6 周行 LDL-C 检测。

【异常结果解读】

1. 非病理因素

(1) 增高:高脂饮食、久坐或妊娠。

(2) 减低:饥饿,服用降脂药物,如他汀类、烟酸、依替米贝、

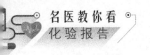
考来烯胺、考来维仑等药物。

2. 病理性因素

(1) 增高:家族性高脂血症,控制不良的糖尿病,肾病综合征或甲状腺功能减退症。

(2) 减低:吸收不良、无β脂蛋白血症、甲状腺功能亢进、肝硬化、感染或炎症。

五、载脂蛋白 A-1(Apo A-1)

【参考区间】

免疫比浊法:1.2~1.6 g/L。

【标本采集要求】

空腹血清或血浆,采集于红盖或黄盖促凝管或紫盖 EDTA 抗凝管。拒收溶血标本。

【异常结果解读】

1. 非病理因素

女性略高于男性。

(1) 增高:妊娠,体重减轻,服用他汀类、烟酸、雌激素、乙醇、口服避孕药或苯巴比妥等药物。

(2) 减低:吸烟,肥胖,使用利尿剂、雄激素或孕激素。

2. 病理性因素

(1) 增高:家族性高 a 载脂蛋白血症和家族性胆固醇酯转移蛋白缺乏症。

(2) 减低:家族性低 a 在脂蛋白血症、慢性肾病、未控制糖尿病。

六、载脂蛋白 B(Apo B)

【参考区间】

免疫比浊法:0.8～1.05 g/L。

【标本采集要求】

空腹血清或血浆,采集于红盖或黄盖促凝管或紫盖 EDTA 抗凝管。拒收溶血标本。

【异常结果解读】

1. 非病理因素

(1) 增高:妊娠,高饱和脂肪饮食、高胆固醇饮食,服用合成代谢类固醇、利尿剂、β 阻滞剂、皮质类固醇或黄体酮类药物。

(2) 减低:低胆固醇饮食,服用他汀类、烟酸等药物。

2. 病理性因素

(1) 增高:高 β 载脂蛋白血症、家族性联合性高脂蛋白血症、糖尿病、甲状腺功能减退、肾病综合征。

(2) 减低:营养不良、无 β 载脂蛋白血症、低 β 载脂蛋白血症、甲状腺功能亢进、Reye 综合征、手术或肝硬化。

七、载脂蛋白 E(Apo E)

【参考区间】

免疫比浊法:30～120 mg/L。

【标本采集要求】

空腹血浆,采集于紫盖 EDTA 抗凝管。拒收冷冻、溶血、肝素抗凝标本。

【异常结果解读】

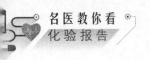
(1) 增高：Ⅲ型高脂血症、糖尿病。

(2) 减低：低 β 脂蛋白血症。

八、载脂蛋白 E 基因分型

【参考区间】

E3/E3 等位基因出现概率最高，常伴正常脂肪代谢，不伴心血管病风险。

【标本采集要求】

全血，采集于紫盖 EDTA 抗凝管。

【异常结果解读】

携带 ApoE E2/E2 等位基因患者易患Ⅲ型高脂蛋白血症/高脂血症，常伴 LDL-C 减低和甘油三酯增高；携带 ApoE E4/E4 基因患者易患动脉粥样硬化，常伴 LDL-C 增高和甘油三酯增高。

九、脂蛋白 a(LPa)

【参考区间】

免疫比浊法：0～300 mg/L。

【标本采集要求】

空腹血清，采集于红盖或黄盖促凝管。发热、严重感染、急性心肌梗死、脑卒中(中风)、大手术后需在 4 周后行脂蛋白 a 检测。

【异常结果解读】

1. 非病理因素

(1) 增高：妊娠或吸烟。

（2）减低:服用烟酸、雌激素、三苯氧胺药物,使用 ω-3 脂肪酸。

2. 病理性因素

增高:有心脏疾病和中风危险,糖尿病控制不良,甲状腺功能减退,慢性肾病和肾病综合征。

十、极低密度脂蛋白胆固醇(VLDL, VLDL-C)

【参考范围】

0～0.77 mmol/L。

【标本采集要求】

空腹血清,采集于红盖或黄盖促凝管。

【异常结果解读】

增高:是心脏病和中风的危险因素,高 VLDL 和高 LDL 会影响治疗决策。

（蒋筠斐　胡晓波）

第四节　无机元素和血气测定

一、钾(K)

【参考区间】

离子选择电极法。血清:3.5～5.3 mmol/L;尿液:25～100 mmol/24 小时。

警告值:血钾 ＜ 2.5 mmol/L 或 ＞ 6.5 mmol/L。

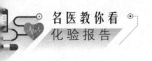

【标本采集要求】

血清或血浆,采集于红盖或黄盖促凝管或绿盖肝素抗凝管。拒收溶血、枸橼酸钠、EDTA、草酸钾、肝素钾、氟化钠抗凝的标本。标本采集时扎压脉带时间不能过长。随机尿或 24 小时尿标本。

【异常结果解读】

1. 非病理因素

(1)血钾增高:溶血,血小板增多,白细胞增多,钾替代治疗,高钾饮食,服用血管紧张素转化酶抑制剂、肝素、非类固醇抗炎药、甲氧苄啶、β 阻滞剂、琥珀酰胆碱、精氨酸、β 肾上腺素阻滞剂或喷他脒药物。

(2)血钾减低:服用胰岛素、肾上腺素激动剂、减充血剂、支气管扩张剂、茶碱、咖啡因、钡、甲苯、维拉帕米、氯喹、氨基糖苷类、盐皮质激素、利尿剂、青霉素、萘夫西林、氨苄西林、羧苄西林、顺铂、类固醇或膦甲酸药物。

(3)尿钾减低:服用非甾体类抗炎药、β 阻滞剂或锂。

2. 病理性因素

(1)血钾增高:肾病、Addison 病、组织损伤、感染、糖尿病或脱水。血钾减低:糖尿病、呕吐、腹泻或原发性醛固酮增多症(Conn 综合征)。

(2)尿钾增高:肾病、厌食症或肌肉损伤。尿钾减低:肾上腺分泌醛固酮太少。

二、钠(Na)

【参考区间】

离子选择电极法。血清或血浆:137～147 mmol/L;尿液:每24 小时 40～220 mmol。

警告值:＜120 mmol/L 或 ＞160 mmol/L。

【标本采集要求】

血清或血浆,采集于红或黄盖促凝管或绿盖肝素抗凝管。拒收草酸钾、肝素、枸橼酸钠、氟化钠抗凝的标本。随机尿或 24 小时尿标本。

【异常结果解读】

1. 非病理因素

(1) 血钠增高:服用利尿剂、盐皮质激素,摄入高钠溶液。

(2) 血钠减低:妊娠,大量出汗,服用利尿剂、非类固醇抗炎药、卡马西平、三环抗抑郁药、硫利达嗪、长春新碱、环磷酰胺、秋水仙素、甲苯磺丁脲、氯磺丙脲、血管紧张素转化酶抑制剂、氯贝丁酯、催产素、选择性血清素重吸收抑制物或胺碘酮药物。

(3) 尿钠增高:服用利尿剂。

2. 病理性因素

(1) 血钠增高:脱水、尿崩症、Cushing 综合征。血钠减低:抗利尿激素分泌不当综合征,呕吐、腹泻,Addison 病、心力衰竭、肾病或肝硬化。

(2) 尿钠增高:Addison 病。尿钠减低:脱水、充血性心力衰竭、肝病或肾病综合征。

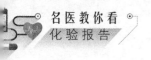
表31　低钠血症和高钠血症患者的尿钠鉴别诊断分类

分　类		疾　病	尿钠(mmol/L)
低容量性	低钠血症	利尿剂、肾小管性酸中毒、盐皮质激素缺乏、	＞30
		失盐性肾炎呕吐、腹泻、烧伤	＜30
	高钠血症	渗透性利尿	＞30
		出汗、儿童腹泻	＜30
正常容量性	低钠血症	甲状腺功能减退、糖皮质激素缺乏、抗利尿激	＞20
		素分泌异常综合征、药物、急性水中毒	
	高钠血症	中枢性尿崩症、肾源性尿崩症、饮水过少	不定
		呼吸性或皮肤蒸发性钠丢失	不定
高容量性	低钠血症	急性或慢性肾功能衰竭	＞30
		肝硬化、心力衰竭、肾病综合征	＜10
	高钠血症	原发性或继发性醛甾酮增多症,Cushing 综	＞30
		合征,高渗性输液、服用碳酸氢钠、氯化钠	

三、氯(Cl)

【参考区间】

离子选择电极法。血氯:99～110 mmol/L;尿液氯:110～250 mmol/天;汗液氯:0～40 mmol/L。

警告值:血氯 ＜ 80 mmol/L 或 ＞ 115 mmol/L。

【标本采集要求】

血清或血浆,采集于红盖或黄盖促凝管或绿盖肝素抗凝管。拒收溶血、氟化钠、草酸钾抗凝的标本。随机尿或 24 小时尿标本。汗液采集需特殊操作方法。

【异常结果解读】

1. 非病理因素

(1) 血氯增高:服用乙酰唑胺和氯化铵药物。

（2）血氯减低:吞咽大量碳酸氢钠、过量抗酸剂和服用噻嗪类利尿剂。

（3）尿氯增高:饥饿或盐摄入过多。

2. **病理性因素**

（1）血氯增高:脱水、Cushing 综合征、肾病、呼吸性碱中毒、代谢性酸中毒。血氯减低:肺气肿、醛固酮缺乏症、呕吐、胃吸引、充血性心力衰竭、抗利尿激素分泌异常综合征、Addison 病、慢性肝病、呼吸性酸中毒、代谢性碱中毒或糖尿病酮症酸中毒。

（2）尿氯增高:脱水或 Addison 病。尿氯减低:Cushing 综合征、原发性醛固酮增多症、充血性心力衰竭、吸收不良综合征或腹泻。

（3）汗液氯增高:持续 > 60 mmol/L 为囊性纤维化,阳性结果需基因分型试验来确诊。汗液氯降低:神经性厌食、Addison 病、肾性尿崩症或甲状腺功能减退。

四、钙(Ca)

【参考区间】

比色法:血清钙 2.11～2.52 mmol/L,尿钙每 24 小时 < 6.2 mmol。警告值: < 1.75 mmol/L 或 > 2.99 mmol/L。

【标本采集要求】

空腹血清,采集于红盖或黄盖促凝管,拒收溶血标本。24 小时尿标本。

【异常结果解读】

1. **非病理因素**

（1）血钙增高:长期制动,服用维生素 D 过量,服用钙盐、锂

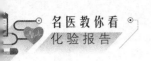

表32 低钙血症实验室鉴别诊断

诊断	血液检验						尿液检验			
	Ca	PO_4	PTH	24(OH)D	1,25(OH)$_2$D	cAMP	PTH后 cAMP	TmP/GFR	PTH后 TmP/GFR	Ca
甲状旁腺功能减退症	↓	↑	N/↓	N	↓	↓	↑	↑	↓	N/↓
假性甲状旁腺功能减退症	↓	↑	↑	N	↓	↓	N	↑	↑	N/↓
II型	↓	N	↑	N	↓	↓	↓	↑	↓	N/↓
维生素D缺乏症	↓	N/↓	↑	↓↓	N/↓	↑	↓	↓	↓	↑
维生素D依赖性佝偻病 —I型	↓	N/↓	↑	N	↓	↑	—	↓	—	↓
—II型	↓	N/↓	↑	N	↑↑	↑	—	↓	—	↓

注:Ca,钙;cAMP,环腺苷酸;GFR,肾小球率过滤;(OH)D,羟胆钙化醇D;(OH)$_2$D,二羟胆钙化醇D;PO_4,磷酸盐;PTH,甲状旁腺激素;TmP,磷酸盐肾阈值。

盐、噻嗪类和雌激素药物。血钙减低:钙摄入相对缺乏,服用抗惊厥药、巴比妥盐、降钙素、皮质类固醇、胃泌素、糖原、葡萄糖、胰岛素、镁盐、甲氧西林或四环素等药物。

(2)尿钙增高:钙摄入增加,类固醇或长期制动。尿钙减低:服用噻嗪类利尿剂、口服避孕药或枸橼酸钾治疗。

2. 病理性因素

(1)血钙增高:甲状旁腺功能亢进、癌症、甲状腺功能亢进、结节病、结核、肾移植或 HIV/AIDS。血钙减低:肝病、营养不良、酗酒、甲状旁腺功能减退、遗传性抗甲状旁腺激素、镁缺乏症、高磷血症、急性胰腺炎或肾功能衰竭。

(2)尿钙增高:导致结晶或结石形成,约75%肾结石含钙。

五、无机磷(P、PHOS, IP)

【参考区间】

血液比色法:0.85～1.51 mmol/L;干化学法:0.81～1.45 mmol/L。

尿液:0.8～2.0 g/24 小时。

警告值:＜0.32 mmol/L。

【标本采集要求】

空腹血清,采集于红盖或黄盖促凝管。拒收溶血、氟化钠、草酸钾抗凝的标本。24 小时尿标本。

【异常结果解读】

1. 非病理因素

(1)血磷增高:口服或静脉内摄入过量含磷酸盐缓泻剂,体

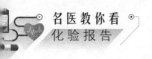
外溶血,双磷酸盐治疗。

(2) 血磷减低:长期禁食,酗酒,静脉输入营养液,无磷酸盐静脉输液,滥用利尿剂,服用磷酸盐结合抗酸药、乙酰唑胺、合成类固醇、全肠外营养或茶碱药物。

2. 病理性因素

(1) 血磷增高:肾功能衰竭、甲状旁腺功能减退、糖尿病酮症酸中毒或肝病。血磷减低:营养不良、高钙血症、甲状旁腺功能亢进、严重烧伤、甲状腺功能减退、低钾血症、佝偻病、骨软化症或糖尿病酮症酸中毒。

(2) 尿磷增高:急性肾小管坏死(利尿期),慢性肾病,控制不良糖尿病,甲状旁腺功能亢进,低镁血症,代谢性酸中毒、代谢性碱中毒,神经纤维瘤或成人维生素 D 抵抗性低磷血性骨软骨病。尿磷减低:肢端肥大症、急性肾功能衰竭、饮食摄入减少、甲状旁腺功能减退或呼吸性酸中毒。

六、镁(Mg)

【参考区间】

比色法:0.75~1.02 mmol/L;干化学法:0.7~1.0 mmol/L,尿镁:每 24 小时 3.0~5.0 mmol。

警告值:< 0.5 mmol/L 或 > 6.0 mmol/L。

【标本采集要求】

血清,采集于红盖或黄盖促凝管。拒收溶血、EDTA、草酸钾、氟化钠抗凝的标本。

【异常结果解读】

1. 非病理因素

(1) 增高:肾功能不全患者滥用含镁抗酸药或缓泻药,服用锂盐。

(2) 减低:无镁的肠外营养,使用利尿剂、顺铂、环孢素、地高辛、喷他脒、甘露醇、两性霉素 B、膦甲酸,氨甲蝶呤、庆大霉素、羟基噻吩青霉素、羧苄西林、茶碱和肾上腺素药物。

2. 病理性因素

(1) 增高:末期肾病、甲状旁腺功能亢进、甲状腺功能减退、脱水、糖尿病酮症酸中毒或 Addison 病。

(2) 减低:营养不良、酗酒、Crohn 病、未控制糖尿病、甲状旁腺功能减退、长期腹泻、术后、重度烧伤或先兆子痫。

七、游离钙(Ca^{2+})

【参考区间】

离子选择电极法:1.1~1.34 mmol/L。

警告值: < 0.8 mmol/L。

【标本采集要求】

血清,采集于红盖或黄盖促凝管。拒收溶血、脂血的标本。

【异常结果解读】

1. 非病理因素

服用噻嗪类利尿剂或长期不活动等导致假阳性。

2. 病理性因素

(1) 增高:甲状旁腺功能亢进、癌症、甲状腺功能亢进、结核病、维生素 D 摄入过度和肾移植。

(2) 减低:甲状旁腺功能减退、大手术后、钙摄入严重不足、

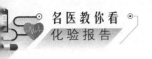

维生素 D 水平减少、镁缺乏、磷增高、急性胰腺炎、多器官衰竭、营养不良或酒精中毒。

八、动脉血气分析(ABG)

【参考区间】

pH：7.35～7.45；PO_2：83～108 mmHg；PCO_2：35～48 mmHg；HCO^{3-}：23～29 mmol/L；阴离子隙(AG)：9～14 mmol/L。

警告值：pH ＜ 7.2 或 ＞ 7.55；PO_2 ＜ 40 mmHg；PCO_2 ＜ 20 mmHg 或 ＞ 60 mmHg；HCO^{3-} ＜ 10 mmol/L 或 ＞ 40 mmol/L。

【标本采集要求】

动脉血,采集于专用肝素抗凝管中。拒收有凝块、有较大气泡混入、密封不好和静脉血的标本。

【异常结果解读】

1. 非病理因素

(1) 呼吸性碱中毒:高海拔居住,服用水杨酸盐、黄嘌呤、黄体酮、肾上腺素、甲状腺素、尼古丁药物。

(2) 代谢性酸中毒:高脂饮食,摄入副醛、甲醇、水杨酸盐或乙二醇等毒物,碳酸酐酶抑制物(如乙酰唑胺),服用阿米洛利、氨苯蝶啶、螺内酯或 β 阻滞剂。

(3) AG 增高:服用副醛、甲醇、水杨酸盐、乙二醇或羧苄西林药物。

(4) AG 减低:服用锂盐或多粘菌素药物。

2. 病理性因素

(1) 呼吸性酸中毒:肺病(慢性阻塞性肺病、重度肺炎、肺水肿或间质纤维化),气道阻塞(异物、重度支气管痉挛或喉痉挛),胸廓疾病(气胸、连枷胸、脊柱后侧凸),呼吸肌缺陷(重症肌无力、低钾血症或肌肉萎缩),外周神经系统缺陷(肌萎缩性脊髓侧索硬化症、脊髓灰质炎、Guillain-Barre 综合征、肉毒中毒、破伤风、有机磷中毒或脊髓损伤),呼吸道抑制(麻醉、毒品、镇静、椎动脉栓塞或颅内压增高)或机械通气失效。

(2) 呼吸性碱中毒:低氧血症(肺炎、肺栓塞或肺不张),中枢神经系统疾病(肿瘤、脑血管意外、创伤或感染),心因性换气过度(焦虑或癔症),肝性脑病,革兰阴性败血症,低钠血症,代谢性酸中毒快速恢复或辅助通气。

(3) 代谢性酸中毒:阴离子隙增高,如乳酸酸中毒、酮症酸中毒(糖尿病、乙醇性酮酸症),尿毒症(慢性肾功能衰竭);阴离子隙正常,如肾小管酸中毒(醛固酮缺乏性酸中毒),HCO_3^- 丢失(腹泻、胰瘘),稀释性酸中毒,外源性酸性物质,回肠造口术或输尿管乙状结肠吻合术。

(4) 代谢性碱中毒:氯反应性(尿氯 $<$ 15 mmol/L),如呕吐,鼻胃管吸出,利尿后碱中毒,粪便丢失(滥用泻药、囊性纤维化或绒毛状腺瘤),大量输血,外源性碱摄入;氯抵抗性(尿氯 $>$ 15 mmol/L),如肾上腺皮质激素增多症(Cushing 综合征、原发性肾上腺皮质功能亢进、继发性盐皮质激素增多症),低镁血症,低钾血症或 Bartter 综合征。

(5) PCO_2 增高:呼吸性酸中毒。PCO_2 减低:呼吸性碱中毒。

(6) AG 增高:乳酸酸中毒,酮症酸中毒(糖尿病酮症酸中毒、遗传性饥饿),尿毒症(慢性肾功能衰竭)或高渗性非酮症昏

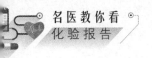

迷。AG减低:低白蛋白血症,重度高镁血症,IgG骨髓瘤或甲状旁腺源性高钙血症。

表33　动脉血气分析的各种情况及常见原因

pH	碳酸氢盐	PCO₂	情　况	常见原因
<7.35	减低	减低	代谢性酸中毒	肾功能衰竭、中风、糖尿病酮症酸中毒、甲醇、水杨酸盐、乙醇中毒
>7.45	增高	增高	代谢性碱中毒	慢性呕吐、低血钾、心力衰竭、肝硬化
<7.35	增高	增高	呼吸性酸中毒	麻醉、哮喘、慢性阻塞性肺病、气道梗阻、肺炎、重症肌无力
>7.45	减低	减低	呼吸性碱中毒	呼吸急促、疼痛、脑损伤、肺炎、某些药物(水杨酸盐、儿茶酚胺)

九、碳酸氢盐

【参考区间】

动脉血:21~28 mmol/L。

静脉血:22~29 mmol/L。

【标本采集要求】

血清或血浆,采集于红或黄盖促凝管或绿盖肝素抗凝管。

动脉血,采集于专用肝素抗凝管中。拒收有凝块、有较大气泡混入、密封不好和静脉血的标本。

【异常结果解读】

1. 非病理因素

(1) 增高:服用利尿剂、类固醇和泻药等药物。

(2) 减低:服用乙酰唑胺、环孢素、考来烯胺等药物,阿司匹林过量。

2. 病理性因素

(1) 增高:长期呕吐或腹泻、肺病(慢性阻塞性肺病)、Cushing 综合征、Conn 综合征或代谢性碱中毒。

(2) 减低:Addison 病、慢性腹泻、糖尿病酮症酸中毒、中风、肾病、代谢性酸中毒、呼吸性碱中毒、乙二醇或甲醇中毒。

十、一氧化碳(CO，COHb)

【参考区间】

比色法:非吸烟者 $< 3\%$;吸烟者 $4\% \sim 5\%$(每天 $1 \sim 2$ 包)或 $8\% \sim 10\%$(每天 > 2 包)。

警告值: $> 20\%$(中毒浓度)或 $> 50\%$(致死浓度)。

【标本采集要求】

全血,采集于绿盖肝素抗凝管或紫盖 EDTA 抗凝管。

【异常结果解读】

1. 非病理因素

增高:吸烟、吸烟环境、剧烈运动后。

2. 病理性因素

增高:汽车废气或燃气设备故障所致中毒。

十一、微量元素

【参考区间】

原子吸收分光光度法。铜(Cu):男 $11.0 \sim 22.2$ μmol/L,女 $12.6 \sim 23.6$ μmol/L;锌(Zn): $8.0 \sim 23.0$ μmol/L;硒(Se): $0.58 \sim 1.8$ μmol/L;锰(Mn): < 14.6 nmol/L;锂(Li): $0.6 \sim$

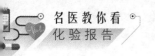
1.2 mmol/L;铝（Al）：0～6 ng/mL；全血铅（Pb）：儿童＜
100 μg/L，成人＜200 μg/L。

警告值：硒＞6.3 μmol/L（中毒浓度）；锂＞4 mmol/L（昏
迷、死亡）；锰＞362 nmol/L（中毒浓度）；铅＞700 μg/L。

【标本采集要求】

血清或全血，采集于无微量元素管或紫盖 EDTA 抗凝管。
拒收污染微量元素、灰尘、溶血、抽血不当、肝素抗凝的标本。

【异常结果解读】

1. 非病理因素

（1）铜增高：吸烟、妊娠或口服避孕药；锌增高：服用氯噻酮、
口服避孕药或青霉素；锂增高：服用利尿剂。

（2）锌减低：妊娠，服用卡马西平、苯妥英、泼尼松或丙戊酸。

2. 病理性因素

（1）铜增高：再生障碍性贫血、胆汁瘀积性肝硬化、系统性红
斑狼疮、血色病、感染、缺铁性贫血、白血病、淋巴瘤、恶性贫血或
类风湿性关节炎。铜减低：肝豆状核变性、吸收不良、营养不良、

表34　铜相关疾病时体内各项铜指标情况

项　目	Wilson 病	铜中毒	Menkes 病	铜缺乏
全血铜	减低，但也可正常	高	减低	低
血清游离酮	增高	高	减低	低
铜蓝蛋白	减低，但也可正常	高	减低	低
尿铜	极度增高	高	减低	低
肝脏铜	阳性，但取决于取样部位，也可阴性	高/正常	减低	低

肾病、全肠外营养或急性白血病缓解期。

(2) 锌增高：锌中毒。锌减低：见于营养缺乏(如婴儿期、生长发育期儿童)，腹泻、吸收不良，肾病综合征、肝硬化或烧伤。

(3) 硒增高：硒中毒。硒减低：营养缺乏(如土壤缺硒)、地方性克汀病、人免疫缺陷病毒(HIV)感染、炎症性肠病、肾功能衰竭、透析治疗、低蛋白饮食等。

(4) 锰增高：锰中毒。锰减低：癫痫、股骨头坏死症和透析等。

(5) 锂增高：锂中毒。用于双相型障碍治疗时，当锂浓度达到 $1.5\sim2.5$ mmol/L，出现多尿、视力模糊、乏力、嗜睡等症状；达到 $2.5\sim3.0$ mmol/L，出现肌阵挛、失禁、昏迷、坐立不安和昏迷等症状；>3.0 mmol/L，出现癫痫、低血压和心律失常等症状；>4.0 mmol/L，出现昏迷和死亡等症状。

(6) 铝增高：慢性肾功能衰竭透析，肠外营养或工业暴露。

(7) 铅增高：铅暴露或铅中毒，干扰铁吸收，儿童要考虑缺铁性贫血检测。

（蒋筠斐　胡晓波）

第五节　肝病实验诊断

一、总胆红素(BILT，TBIL)

【参考区间】

重氮法：男性$\leqslant26.0$ μmol/L，女性$\leqslant21.0$ μmol/L。

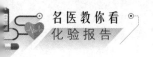
干化学法:3～22 μmol/L。

警告值:新生儿＞257 μmol/L。

【标本采集要求】

空腹血清,采集于红盖或黄盖促凝管。婴儿可采集足跟血。拒收溶血、脂血的标本。

【异常结果解读】

1. 非病理因素

男性总胆红素略高于女性。体力活动可使胆红素升高。服用类固醇、苯妥英钠、吩噻嗪、青霉素、红霉素、克林霉素、甲巯丙脯酸、两性霉素 B、磺胺、咪唑巯嘌呤、异烟肼、5-氨基水杨酸、别嘌呤醇、甲基多巴、吲哚美辛、氟烷、口服避孕药、普鲁卡因胺、甲苯磺丁脲和柳胺苄心定药物会导致胆红素增高。

2. 病理性因素

增高:肝病(肝硬化或遗传性疾病,如 Gilbert 综合征)、溶血、恶性贫血或输血反应。

二、直接胆红素(BILD)

【参考区间】

重氮法:成人≤4.0 μmol/L;新生儿＜20 μmol/L。

干化学法:0～7 μmol/L。

【标本采集要求】

空腹血清,采集于红盖或黄盖促凝管。避光保存。拒收溶血、脂血的标本。

【异常结果解读】

1. 非病理因素

服用对乙酰氨基酚、对氨水杨酸、合成类固醇、氯丙嗪、美芬妥英、萘啶酸、甲基多巴、避孕药、吩噻嗪、丙硫氧嘧啶和柳氮磺胺吡啶等药物可使血清直接胆红素增高。

2. 病理性因素

增高:病毒性肝炎、乙醇性肝病、药物性肝病、胆结石、肿瘤、胆管疤痕,遗传性疾病(Dubin-Johnson 综合征、Rotor 综合征、Crigler-Najjar 综合征)。

三、间接胆红素

【参考区间】

$0\sim1.7\ \mu mol/L$。

【标本采集要求】

空腹血清,采集于红盖或黄盖促凝管。避光保存。拒收溶血、脂血的标本。

【异常结果解读】

增高:成人同总胆红素临床意义。新生儿:新生儿溶血病、某些先天性感染、缺氧或肝病。

四、总胆汁酸

【参考区间】

酶法:$0\sim9.67\ \mu mol/L$。

【标本采集要求】

空腹血清,采集于红盖或黄盖促凝管。拒收溶血、脂血的标本。

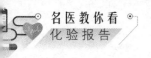

【异常结果解读】

1. 非病理因素

饮食后胆汁酸可升高。

2. 病理性因素

增高:胆管阻塞、胆汁性肝硬化、新生儿胆汁瘀积和妊娠性胆汁瘀积。对肝外胆管阻塞、肝内胆汁瘀积的诊断,有较高的灵敏度。

五、血浆氨(NH3)

【参考区间】

干化学法:9～33 μmol/L。

【标本采集要求】

血浆,采集于紫盖 EDTA 抗凝管。标本应冷藏运送。拒收血清、采集后超过 20 分钟送达、枸橼酸钠/草酸盐抗凝的标本。标本采集时扎压脉带时间不能过长。

【异常结果解读】

1. 非病理因素

新生儿,使用止血带,服用利尿剂、多粘菌素 B 或甲氧西林,饮酒、吸烟等会导致血氨水平增高。服用新霉素、乳果糖等会导致血氨水平减低。

2. 病理性因素

增高:严重肝脏损伤或肾脏损伤、Reye 综合征、新生儿溶血性疾病。

减低:某些类型高血压。

六、丙氨酸氨基转移酶(ALT, SGPT)

【参考区间】

速率法:男性 9~50 U/L;女性 7~40 U/L。

【标本采集要求】

空腹血清,采集于红盖或黄盖促凝管。拒收溶血、脂血、氟化钠、草酸钾抗凝的标本。

【异常结果解读】

1. 非病理因素

(1) 注射疫苗,剧烈运动,某些中药和西药,如对乙酰氨基酚、他汀类药物、类固醇、非甾体抗炎药、抗生素、合成类固醇、麻醉药、肝素、柳胺苄心定、胺碘酮、氯丙嗪或苯妥英。

(2) 老年人、使用甲硝唑等可引起 ALT 减低。

2. 病理性因素

增高:急性肝炎、药物或毒物中毒会明显增高。慢性肝炎、胆道梗阻、肝硬化、心脏损伤、酗酒或肝脏肿瘤会增高。

七、天门冬氨酸氨基转移酶(AST, GOT, SGOT)

【参考区间】

速率法:男性 15~40 U/L;女性 13~35 U/L。

【标本采集要求】

空腹血清,采集于红盖或黄盖促凝管。或血浆,采集于肝素抗凝管。

【异常结果解读】

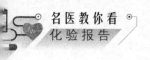
1. 非病理因素

增高:剧烈运动,妊娠,服用对乙酰氨基酚、他汀类、非甾体类抗炎药、血管紧张素转换酶抑制剂、肝素、柳胺苄心定、苯妥英、碘胺酮或氯丙嗪药物。

2. 病理性因素

增高:急性肝炎、病毒感染、药物或毒物中毒会明显升高。慢性肝炎、肝硬化、某些癌症、心脏病发作或肌肉损伤会增高。

AST/ALT 比率增高(>1):乙醇性肝炎、肝硬化、丙型肝炎相关慢性肝病、急性肝炎初期或胆道梗阻。

八、γ谷氨酰转肽酶(γGT、GGT)

【参考区间】

速率法。男性:10~60 U/L,女性:7~45 U/L。

【标本采集要求】

空腹血清,采集于红盖或黄盖促凝管。拒收溶血、脂血的标本。标本采集时扎压脉带时间不能过长。

【异常结果解读】

1. 非病理因素

(1) 增高:少量乙醇可引起 γGT 在 24 小时内短暂性增高。吸烟也可引起 γGT 增高。女性 γGT 随年龄增高,男性不随年龄变化,但男性较女性高。服用苯妥英、巴比妥盐(如苯巴比妥)、非甾体类消炎药(NSAID)、降脂药、抗生素、组胺受体阻滞剂、抗真菌药、抗抑郁药或激素(如睾酮)药物。

(2) 减低:口服避孕药或氯贝丁酯(安妥明)。排除肝病或饮酒。

2. 病理性因素

增高:肝病(肝炎、肝硬化),充血性心力衰竭、代谢综合征、糖尿病、胰腺炎、乙醇性肝病或药物、毒物中毒。

九、碱性磷酸酶(ALP)

【参考区间】

速率法。男性:45～125 U/L;女性20～49岁:35～100 U/L,50～79岁:50～135 U/L。

【标本采集要求】

空腹血清,采集于红盖或黄盖促凝管。拒收溶血、脂血、EDTA、枸橼酸钠、氟化钠、草酸钾抗凝的标本。标本采集时扎压脉带时间不能过长。

【异常结果解读】

1. 非病理因素

(1) 增高:妊娠,应用雌激素、白蛋白、红霉素或其他抗生素、吩噻嗪类药物,青春期和绝经后妇女。

(2) 减低:口服避孕药。

2. 病理性因素

(1) 增高:肝病(肝炎、胆结石、术后疤痕、肿瘤),骨病(Paget病、肿瘤骨转移),Hodgkin 淋巴瘤、充血性心力衰竭、溃疡性结肠炎或某些细菌感染。

(2) 减低:心脏搭桥术后、缺锌、Wilson病、低磷酸盐血症或营养不良。

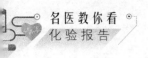

十、碱性磷酸酶同工酶电泳分析

【参考区间】

肝、骨、小肠、胎盘和胆汁等五种同工酶。正常人仅 ALP2（源于肝脏）、ALP3（源于骨骼），以 ALP2 为主。

【标本采集要求】

空腹血清，采集于红盖或黄盖促凝管。拒收溶血、脂血、EDTA、氟化钠、草酸钾抗凝的标本。

【异常结果解读】

1. 非病理因素

（1）ALP4 阳性（源于胎盘）：妊娠。

（2）ALP5 阳性（源于肠道）：脂肪饮食后。

2. 病理性因素

（1）ALP1 阳性（源于肝脏）：肝外阻塞性黄疸、转移性肝癌、肝脓肿、肝充血和胆总管结石等。

（2）ALP2 阳性：肝内胆汁瘀滞、急性肝炎和原发性肝癌等。

（3）ALP3 阳性：骨病，如骨肿瘤和转移性骨肿瘤、Paget 病、佝偻病和骨软化症；其他疾病，如肾性营养不良和甲状腺功能亢进。

十一、胆碱酯酶（CHE）

【参考区间】

速率法：5 000～12 000 U/L。

警告值：活性降低 80% 可能发生严重神经肌肉综合征。

【标本采集要求】

空腹血清,采集于红盖或黄盖促凝管。拒收溶血、全血的标本。

【异常结果解读】

1. 非病理因素

新生儿和妊娠妇女会减低。术后或某些药物会影响胆碱酯酶检测。早期诊断 Alzheimer 病患者应用的胆碱酯酶抑制剂会影响结果。

2. 病理性因素

减低:职业接触杀虫剂(如有机磷)、急性杀虫剂暴露或中毒、琥珀酰胆碱敏感症、慢性肝病、肾病、中风、某些肿瘤或营养不良。

十二、5′核苷酸酶(5′NT)

【参考区间】

速率法:0~11 U/L。

钼蓝显色法:成人为 2~17 U/L,儿童稍低,60 岁以上老人为青年人 2 倍。

【标本采集要求】

空腹血清,采集于红盖或黄盖促凝管。拒收室温放置 4 小时以上的标本。

【异常结果解读】

增高:胆道梗阻、肝转移癌、原发性胆汁瘀积性肝硬化、肾功

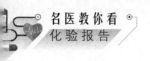

能衰竭、胰腺癌或慢性活动性肝炎。

十三、α-L 岩藻糖苷酶(AFU)

【参考区间】

速率法:10～35 U/L。

【标本采集要求】

空腹血清,采集于红盖或黄盖促凝管。

【异常结果解读】

1. 非病理因素

随妊娠天数增加而增加,在分娩后迅速下降,5 天后降至正常水平。

2. 病理性因素

增高:原发性肝癌、慢性肝炎、肝硬化或转移性肝癌。在原发性肝癌其灵敏度高于甲胎蛋白(AFP),但特异性低于 AFP。

十四、Ⅳ型胶原

【参考区间】

化学发光法:0～140 ng/ml。

【标本采集要求】

血清采集于红盖或黄盖促凝管。拒收有溶血、脂血的标本。

【异常结果解读】

1. 非病理因素

叠氮钠防腐剂、标本中微小颗粒和标本加热灭活均会影响结果。溶血会导致结果偏低。

2. 病理性因素

增高:肝硬化、慢性肝炎或肝癌。增高程度依次为原发性肝癌、肝硬化、慢性活动性肝炎、慢性迁延性肝炎、急性病毒性肝炎。

十五、层粘连蛋白(LN)

【参考区间】

ELISA 法:0~130 ng/ml。

【标本采集要求】

空腹血清,采集于红盖或黄盖促凝管。标本应及时送检,避免反复冻融。

【异常结果解读】

增高:糖尿病、转移性肿瘤或肝硬化(如门静脉高压)。

十六、透明质酸(HYA)

【参考区间】

ELISA 法:0~120 ng/ml。

【标本采集要求】

空腹血清,采集于红盖或黄盖促凝管。拒收溶血、脂血的标本。

【异常结果解读】

1. 非病理因素

叠氮钠防腐剂、标本中微小颗粒和标本加热灭活均会影响结果。溶血会导致结果偏低。

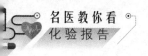
2.病理性因素

增高:肝炎,如急性肝炎、慢性迁延性肝炎、慢性活动性肝炎和肝硬化。早期肝硬化、血清人Ⅲ型前胶原肽(PⅢP)显著增高,HYA不一定增高;晚期肝硬化、血清PⅢP可不增高,HYA可显著增高。

十七、腺苷脱氨酶(ADA)

【参考区间】

速率法:4.0～22.0 U/L。

【标本采集要求】

血清和积液,采集于红盖或黄盖促凝管。拒收溶血、脂血的标本。

【异常结果解读】

(1)血清增高:肝病如急性黄疸性肝炎、慢性肝炎活动期、慢性迁延性肝炎、肝硬化、原发性肝癌;其他疾病如前列腺癌、膀胱癌、组织细胞瘤、淋巴瘤、溶血性贫血、风湿热、伤寒、痛风、重症珠蛋白生成障碍性贫血(地中海贫血)、髓细胞性白血病、结核、自身免疫性疾病、传染性单核细胞增多症或心力衰竭。

(2)积液增高:结核性胸、腹腔积液、结核性脑膜炎。肿瘤(如淋巴瘤)、肺栓塞、结节病或狼疮。

十八、人Ⅲ型前胶原肽(PⅢP)

【参考区间】

ELISA法:0～15 ng/ml。

【标本采集要求】

空腹血清,采集于红盖或黄盖促凝管。

【异常结果解读】

1. 非病理因素

随年龄增长而增高。

2. 病理性因素

增高:肝硬化。通常可用于鉴别慢性活动性肝炎和慢性迁延性肝炎,前者 PⅢP 增高。

十九、亮氨酰氨基肽酶(LAP)

【参考区间】

速率法:男性 1.1～3.4 U/ml;女性 1.2～3.0 U/ml。

【标本采集要求】

血清,采集于红盖或黄盖促凝管。

【异常结果解读】

1. 非病理因素

妊娠后期会增高。

2. 病理性因素

增高:肝胆胰恶性疾病,如胰头癌、壶腹癌、原发性肝癌或转移性肝癌;肝胆胰良性疾病,如急性肝炎、慢性肝炎、肝硬化或急性胆囊炎;其他疾病,如白血病或某些皮肤病。

(蒋筠斐　胡晓波)

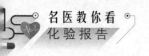

第六节　心脏疾病实验诊断

一、肌酸激酶(CK, CPK)

【参考区间】

酶法:男性 50～310 U/L;女性 40～200 U/L。

【标本采集要求】

血清,采集于红盖或黄盖促凝管。拒收溶血、草酸钾、氟化钠抗凝的标本。

【异常结果解读】

1. 非病理因素

(1) 增高:肌肉发达、剧烈运动、高空坠落、车祸、手术或服用他汀类降胆固醇药。

(2) 减低:妊娠早期,肌肉质量减少或服用类固醇。

2. 病理性因素

增高:挤压伤、肌肉损伤、创伤、烧伤、电击伤、肌肉萎缩症,内分泌疾病(甲状腺疾病、Addison 病、Cushing 病),剧烈运动、大手术、癫痫发作,感染(病毒、细菌、真菌、寄生虫),结缔组织病(狼疮、类风湿性关节炎),乳糜泻、肾功能衰竭、危重病、伴寒战高热、血栓或药物、毒物干扰肌肉代谢。

二、肌酸激酶-MB 同工酶(CK-MB)

【参考区间】

酶法:CK-MB 活性 0～25 U/L。

化学发光法:CK-MB 质量 0.6～6.3 ng/ml。

警告值:CK-MB/CK＞5%。

【标本采集要求】

血清,采集于红盖或黄盖促凝管。拒收枸橼酸钠、EDTA、氟化钠抗凝的标本。

【异常结果解读】

1. 非病理因素

CK-MB 增高:呼吸困难、剧烈运动、低甲状腺素水平[三碘甲腺原氨酸(T3)、甲状腺素(T4)、促甲状腺激素(TSH)]或酗酒。

2. 病理性因素

(1) CK-MB 增高:心脏病发作、骨骼肌损伤、创伤、手术、炎症、缺血、肾功能衰竭或慢性肌病。

(2) CK-MM 增高:挤压伤、癫痫、恶性高热综合征、横纹肌溶解症、肌炎、多发性肌炎、皮肌炎、肌肉萎缩或急性主动脉夹层。

(3) CK-BB 增高:脑血管意外,蛛网膜下腔出血,恶性肿瘤(前列腺、胃肠道、脑、卵巢、乳腺和肺),中风,肠梗阻,低体温症或脑膜炎。

三、乳酸脱氢酶(LDH、LD)

【参考区间】

速率法:120～250 U/L。

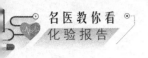

【标本采集要求】

血清,采集于红盖或黄盖促凝管。拒收溶血、EDTA、草酸钾、氟化钠抗凝的标本。

【异常结果解读】

1. 非病理因素

(1) 增高:剧烈运动、标本溶血、血小板计数增高。应用某些药物,如麻醉剂、阿司匹林、毒品、普鲁卡因胺,乙醇(酒精)。

(2) 减低:大量摄入维生素 C。

2. 病理性因素

增高:溶血性贫血、巨幼细胞贫血、胰腺炎、休克、感染(传染性单核细胞增多症、脑膜炎、脑炎或 HIV),败血症、急性肾病、急性肝病、急性肌肉损伤、骨折、睾丸癌、淋巴瘤或某些癌症、缺氧肠道梗阻、心肌梗塞、肺梗塞或甲状腺功能减退。

四、乳酸脱氢酶同工酶

【参考区间】

电泳法:LDH-1 0.14～0.26,LDH-2 0.29～0.39,LDH-3 0.20～0.26,LDH-4 0.08～0.16,LDH-5 0.06～0.16。成人的 LDH-2 > LDH-1 > LDH-3 > LDH-4 > LDH-5,部分儿童 LDH-1 > LDH-2。

【标本采集要求】

空腹血清,采集于红盖或黄盖促凝管。拒收溶血、脂血的标本。

【异常结果解读】

LDH-1：心脏、红细胞、肾脏或生殖细胞；LDH-2：肾脏、红细胞、肺脏或心脏；LDH-3：肺脏和其他组织；LDH-4：白细胞、淋巴结、肌肉或肝脏；LDH-5：肝脏或骨骼肌。LDH-1＞LDH-2：心肌梗死、溶血性贫血、恶性贫血、叶酸缺乏症或肾梗死。LDH-5＞LDH-4：肝病（如肝硬化、肝炎和肝瘀血）。

五、α-羟丁酸脱氢酶(α-HBDH)

【参考区间】

速率法：72～182 U/L。

【标本采集要求】

血清，采集于红盖或黄盖促凝管。拒收溶血、脂血的标本。标本采集时扎压脉带时间不能过长。

【异常结果解读】

1. 非病理因素

因红细胞内 αHBDH 含量高，溶血标本会使结果偏高。

2. 病理性因素

(1) 增高：心肌梗死，但 LDH/α-HBDH 比值减低(0.8～1.2)。活动性风湿性心肌炎、急性病毒性心肌炎或溶血性贫血等 αHBDH 增高，LDH-1 也增高。

(2) 减低：肝实质病变，但 LDH/α-HBDH 比值增高(1.6～2.5)。

六、肌钙蛋白 T 和 I(TnT 和 TnI)

【参考区间】

化学发光法：TnT ≤ 0.014 ng/ml；TnI ≤ 0.03 ng/ml。

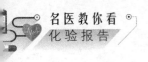

【标本采集要求】

TnT：血浆，采集于绿盖肝素抗凝管。拒收溶血、脂血、抗凝剂错误的标本。

TnI：血清，采集于红或黄盖促凝管。

警告值：肌钙蛋白浓度增高，如 TnI＞1.5 ng/ml。

【异常结果解读】

1. 非病理因素

透析患者摄入大量生物素（＞5 mg/d）会干扰检测结果。

2. 病理性因素

增高：急性心肌梗死（常 ≥ 0.50 ng/ml，肌钙蛋白为心肌损伤的高灵敏和高特异标志物），急性冠脉综合征，其他疾病如严重感染、充血性心力衰竭、心肌炎、心肌病或肾病。

七、肌红蛋白(Mb、MYO)

【参考区间】

化学发光法：男性 24～72 ng/ml；女性 25～58 ng/ml。

警告值：＞400 ng/ml。

【标本采集要求】

血清，采集于红盖或黄盖促凝管。拒收溶血的标本。

【异常结果解读】

1. 非病理因素

肌内注射、剧烈运动、酗酒或某些药物等会使肌红蛋白浓度增高。

2.病理性因素

血液增高:交通意外、癫痫、外科手术、肌肉萎缩症、骨骼肌炎症(如肌炎)、心脏病发作或横纹肌溶解。

八、缺血修饰白蛋白(IMA)

【参考范围】

< 62.84 U/L。

【标本采集要求】

空腹血清,采集于红盖或黄盖促凝管。拒收有溶血、脂血的标本。

【异常结果解读】

阴性:有助于胸痛患者排除心脏缺血。

九、同型半胱氨酸(HCY)

【参考区间】

循环酶法:0～15 μmol/L。

总同型半胱氨酸与心血管疾病危险关系:理想范围 < 11 μmol/L,中危范围 11～14 μmol/L,高危范围 15～29 μmol/L,极度危险范围 > 29 μmol/L。

【标本采集要求】

血浆,采集于绿盖肝素抗凝管。

【异常结果解读】

1.非病理因素

增高:随年龄而增高。女性可低于男性,女性更年期后会增

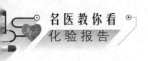

高。妊娠,吸烟,服用卡马西平、甲氨蝶呤或苯妥英药物。

2. **病理性因素**

增高:易栓症,维生素 B_6、B_{12},叶酸、核黄素缺乏症或同型半胱氨酸尿症,是心血管疾病、周围血管疾病、中风的独立危险因子。

十、B 型钠尿肽和 B 型钠尿肽前体(BNP 和 PRO-BNP、NT pro-BNP)

【参考区间】

化学发光法。BNP: 0~100 mg/L; PRO-BNP: 0~125 mg/L。

【标本采集要求】

血浆,采集于紫盖 EDTA 抗凝管。拒收溶血、脂血、室温放置时间超过 4 小时的标本。标本采集时扎压脉带时间不能过长。

【异常结果解读】

1. **非病理因素**

BNP 和 PRO-BNP 水平随年龄增大而增高。心力衰竭患者在接受药物治疗(如 ACE 抑制剂、β 受体阻滞剂或利尿剂)时,BNP 或 PRO-BNP 会减低。

2. **病理性因素**

增高:心力衰竭、无症状的左室功能异常、动脉和肺高压、心脏肥大、心瓣膜病变、心律失常或急性冠脉综合征。有助于急诊患者鉴别心力衰竭和慢性阻塞性肺病所致呼吸困难。

(蒋筠斐　胡晓波)

第七节　肾脏疾病实验诊断

一、尿素(BUN、Urea)

【参考区间】

速率法:男性 20～59 岁 3.1～8.0 mmol/L, 60～79 岁 3.6～9.5 mmol/L;女性 20～59 岁 2.6～9.5 mmol/L, 60～79 岁 3.1～8.8 mmol/L。

警告值:＞35.7 mmol/L 可能是尿毒症。尿素/肌酐比值＞20∶1 可能是肾前性衰竭、胃肠道出血或泌尿道梗阻。

【标本采集要求】

血清,采集于红盖或黄盖促凝管。拒收氟化钠抗凝的标本。

【异常结果解读】

1. 非病理因素

(1) 增高:高蛋白饮食,服用氨基糖苷类、抗生素、利尿药、锂盐或皮质类固醇药物。

(2) 减低:低蛋白饮食、妊娠末期。

2. 病理性因素

(1) 增高:脱水,肾病(肾小球肾炎、肾盂肾炎、糖尿病肾病),肾结石、肾血流减少(严重烧伤、休克、充血性心力衰竭或近期心肌梗死)。

(2) 减低:严重肝病或营养不良。

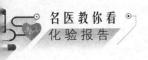
二、肌酐(CRE, Crea)

【参考区间】

苦味酸法/酶法:男性 20~59 岁 57~97 μmol/L, 60~79 岁 57~111 μmol/L;女性 20~59 岁 41~73 μmol/L, 60~79 岁 41~81 μmol/L。

警告值: > 265.2 μmol/L 常见于慢性肾功能衰竭。

【标本采集要求】

空腹血清,采集于红盖或黄盖促凝管。拒收由静脉输液侧采集、草酸钾、氟化钠、EDTA 抗凝的标本。

【异常结果解读】

1. 非病理因素

(1) 增高:应用造影剂,服用抗生素(氨基糖苷类、头孢菌素类)、血管紧张素转化酶抑制剂或利尿剂等药物。

(2) 减低:妊娠。

2. 病理性因素

(1) 增高:肾脏细菌感染(肾盂肾炎),肾小管细胞死亡(急性肾小管坏死),尿路梗阻(前列腺疾病、肾结石),肾血流减少(休克、脱水、充血性心力衰竭、动脉粥样硬化、糖尿病并发症)。

(2) 减低:肌肉量减少或长期衰弱。

三、内生肌酐清除率(Ccr)

【参考区间】

尿肌酐:男性每天 0.8~1.8 g;女性每天 0.6~1.6 g。

内生肌酐清除率试验:男性每分钟 105±20 ml;女性每分钟

95 ± 20 ml。

警告值：< 28 ml/(min·1.73 m^2)。

【标本采集要求】

患者应禁食肉类 3 天、不饮咖啡和茶、停用利尿剂,试验前避免剧烈运动。饮水量足够使尿量不少于每分钟 1 ml。于第 4 天早晨 8 时将尿排净,准确收集 24 小时尿,留尿同天抽静脉血。测定尿肌酐是 24 小时尿标本采集完整的判断指征。

【异常结果解读】

1. 非病理因素

(1) 增高:妊娠、剧烈运动、大量摄入肉食或服用利尿剂。

(2) 减低:服用甲腈咪胍、普鲁卡因胺、抗生素或奎宁药物。

2. 病理性因素

减低:肾病或其他情况,如感染、自身免疫性疾病、肾盂肾炎、急性肾小管坏死、前列腺疾病、肾结石、尿路梗阻、休克、脱水、充血性心力衰竭、动脉粥样硬化或糖尿病并发症。

四、尿酸(UA)

【参考区间】

尿酸氧化酶法:男性 208 ～ 428 μmol/L;女性 155 ～ 357 μmol/L。

警告值：> 714 μmol/L 为严重高尿酸血症。

【标本采集要求】

血清,采集于红盖或黄盖促凝管。

【异常结果解读】

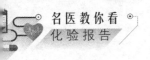
1. 非病理因素

(1) 增高:摄入嘌呤或蛋白质饮食,服用利尿剂、低剂量阿司匹林、乙胺丁醇或烟酸药物。

(2) 减低:摄入嘌呤或蛋白质饮食少,服用别嘌呤醇、高剂量阿司匹林、丙磺舒、华法林或皮质类固醇药物。

2. 病理性因素

(1) 增高:遗传性酶缺乏影响嘌呤代谢、癌症、多发性骨髓瘤、白血病、化疗、慢性肾病、酸中毒、妊娠、毒血症、关节炎、痛风或肾结石。

(2) 减低:某种类型肝病或肾病、Fanconi 综合征、某种毒物中毒或遗传性代谢性疾病(Wilson 病)。

五、尿尿酸(UA)

【参考区间】

尿酸氧化酶法:每 24 小时 2.36～5.90 mmol。

【标本采集要求】

留取 24 小时尿。需注意的是,收集期间不要喝咖啡、茶、可可豆、服用维生素 C 和小苏打。

【异常结果解读】

1. 非病理因素

增高:剧烈运动或高嘌呤饮食。

2. 病理性因素

(1) 尿尿酸增高:痛风、多发性骨髓瘤、癌症或白血病。尿尿酸减低:肾病、铅中毒或慢性酗酒。

（2）血尿酸和尿尿酸增高：原发性痛风、血液病、肿瘤、慢性铅中毒，应用抗癌药、利尿剂、抗结核药或长期禁食。血尿酸和尿尿酸降低：急性重型肝炎、肝豆状核变性、应用抗癌药或糖皮质激素。血尿酸增高而尿尿酸减低：肾小球滤过功能损伤。血尿酸减低而尿尿酸增高：间质性肾炎、Fanconi 综合征、慢性镉中毒或应用磺胺。

六、尿微量白蛋白(MA)

【参考区间】

免疫比浊法：排泄率每分钟 0～20 μg 或每天 2～30 mg；浓度6.4～19.2 mg/L 或 0～30 mg/g 肌酐。

警告值：微量白蛋白/肌酐比值 ＞ 30 mg/g 可认为是糖尿病肾病。

【标本采集要求】

留取随机尿、晨尿或 24 小时尿。

【异常结果解读】

1. 非病理因素

剧烈运动、血尿、尿路感染、脱水或药物可使结果增高。

2. 病理性因素

增高：肾病早期、尿路感染或急性病。

七、尿转铁蛋白(Tfr)

【参考区间】

免疫比浊法：＜ 2 mg/L。

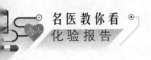

【标本采集要求】

留取随机尿。

【异常结果解读】

1. 非病理因素

标本中浑浊物和颗粒可干扰免疫散射比浊反应,服用 IgM 型单克隆球蛋白会造成检测结果减低。

2. 病理性因素

增高:慢性病伴肾脏损伤,如糖尿病、高血压、系统性红斑狼疮、肺心病或各种肾炎。

八、尿 α_1 微球蛋白($\alpha_1 M$)

【参考区间】

免疫比浊法:< 12.5 mg/L。

【标本采集要求】

留取随机尿液。

【异常结果解读】

增高:肾小管损伤,如进行性肾炎、糖尿病性肾病、接触重金属、肾毒性药物或尿路感染。

九、β_2 微球蛋白($\beta_2 M$, $\beta_2\text{-MG}$)

【参考区间】

免疫比浊法:血液 18～59 岁 1.0～2.3 mg/L,≥60 岁 1.3～3.0 mg/L;尿液 < 160 μg/L 或 0～300 μg/g 肌酐;脑脊液 < 2.4 mg/L。

【标本采集要求】

血清,采集于红盖或黄盖促凝管。24 小时尿或脑脊液标本。拒收脂血、溶血的标本。

【异常结果解读】

1. 非病理因素

服用锂、环孢素、顺铂、卡铂、氨基糖苷类抗生素会使血和尿 β_2 微球蛋白增高。若近期接受过核医疗技术放射治疗也会影响检测结果。

2. 病理性因素

(1) 血液和尿液。增高:多发性骨髓瘤、白血病或淋巴瘤。肾小球疾病血 β_2M 增高而尿 β_2M 减低,肾小管疾病血 β_2M 减低而尿 β_2M 增高。尿 β_2M 增高:早期肾移植后排斥反应。职业暴露于镉或汞的人员,若血 β_2M 增高提示出现早期肾功能异常。严重感染、病毒感染(如巨细胞病毒)、自身免疫性疾病可使 β_2M 增高。

(2) 脑脊液。增高:白血病或人免疫缺陷病毒(HIV)所致中枢神经系统病变。

十、尿 N-乙酰-β-D 氨基葡萄糖苷酶(NAG)

【参考区间】

比色法:< 22 U/g 肌酐。

【标本采集要求】

随机尿。

【异常结果解读】

1. 非病理因素

肾毒性药物(如庆大霉素)可使尿 NAG 活性增加,停药后会恢复正常。

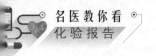
2. 病理性因素

增高:肾小管损伤。若 NAG 持续增高说明病情处于活动期或复发。在肾移植排斥反应早期,尿 NAG 即可增高。脱水、骨髓红细胞生成增多或严重肺病等情况尿 NAG 也可增高。

十一、胱抑素 C(CyC)

【参考区间】

免疫比浊法:0～3 个月 0.8～2.3 mg/L;4～11 个月 0.7～1.5 mg/L;1～17 岁 0.5～1.3 mg/L;18 岁以上 0.5～1.0 mg/L。

【标本采集要求】

空腹血清,采集于红盖或黄盖促凝管。拒收溶血、脂血的标本。

【异常结果解读】

1. 非病理因素

老年人、婴儿、妊娠者胱抑素浓度较高。服用类固醇药物会使胱抑素增高;服用环孢素会使胱抑素减低。

2. 病理性因素

增高:肾病。急性肾小管坏死程度的良好预测指征。在肾小球滤过率变化早期 CyC 较肌酐增加更快。CyC 是心脏病、心力衰竭和死亡的独立危险因子。

十二、视黄醇结合蛋白(RBP)

【参考区间】

免疫比浊法:15～67 mg/L。

【标本采集要求】

血清,采集于红盖或黄盖促凝管。拒收溶血、脂血、污染的标本。

【异常结果解读】

1. 非病理因素

服用雌激素、口服避孕药或抗痉挛药可导致假阳性结果。

2. 病理性因素

(1) 增高:肾小管坏死、慢性肾功能衰竭或甲状腺功能减退。

(2) 减低:维生素 A 缺乏症、营养不良、肝病、囊性纤维化或缺锌。

(蒋筠斐　胡晓波)

第八节　其他酶类测定

一、酸性磷酸酶(ACP)

【参考区间】

血清酸性磷酸酶速率法:0.5～1.9 U/L。

血清前列腺酸性磷酸酶:< 0.8 U/L。

精浆前列腺酸性磷酸酶:< 50 000 U/L。

【标本采集要求】

空腹血清,采集于红或黄盖促凝管。拒收溶血、脂血、血浆的标本。标本采集时扎压脉带时间不能过长。

【异常结果解读】

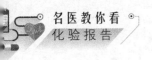

1. 非病理因素

近期做过直肠指检或前列腺按摩者酸性磷酸酶活性会轻度增高。

(1) 前列腺酸性磷酸酶增高:溶血,服用雄激素或氯贝丁酯药物。

(2) 前列腺酸性磷酸酶减低:使用酮康唑药物。

2. **病理性因素**

(1) 血清酸性磷酸酶增高:前列腺癌、其他肿瘤(乳腺、骨)、Peget 骨病、溶血、多发性骨髓瘤、成骨不全、Gaucher 病、骨髓增殖性疾病、前列腺手术、甲状旁腺功能亢进、肝病、慢性肾功能衰竭或免疫性血小板减少性紫癜(ITP)。

(2) 前列腺酸性磷酸酶增高:前列腺癌(特别是转移性前列腺癌),良性前列腺增生,前列腺炎或前列腺术后。

二、淀粉酶(AMY)

【参考区间】

速率法:血清 35～135 U/L;尿液 < 460 U/L 或每小时 0.6～12.0 U。

警告值:血淀粉酶超过正常上限 3～5 倍。

【标本采集要求】

血清,采集于红盖或黄盖促凝管。24 小时尿液标本或积液标本。拒收草酸盐、枸橼酸盐、EDTA 抗凝的标本。

【异常结果解读】

1. 非病理因素

肥胖者 AMY 活性较低。增高:腹部手术、胆管胰腺造影术、血液透析、运动、妊娠、辐射或吗啡。

2. 病理性因素

(1) 血淀粉酶增高:急性胰腺炎、巨淀粉酶血症、唾液腺炎、流行性腮腺炎、胰腺癌、胰管阻塞。血淀粉酶减低:进行性慢性胰腺炎、肾病或产前子痫。

(2) 尿淀粉酶增高:胰腺炎或胰腺癌。尿淀粉酶减低:巨淀粉酶血症。

三、脂肪酶(LIP)

【参考区间】

速率法:23～300 U/L。

【标本采集要求】

血清,采集于红盖或黄盖促凝管。拒收溶血、脂血、EDTA、草酸盐、氟化钠抗凝的标本。标本采集时扎压脉带时间不能过长。

【异常结果解读】

1. 非病理因素

吸烟可导致脂肪酶活性增高。

2. 病理性因素

增高:急性胰腺炎、胰腺癌、胰管阻塞、胆囊炎症、肾病或囊性纤维化。

四、血管紧张素转化酶(ACE)

【参考区间】

比色法:血清 ≥ 18 岁 8～53 U/L;脑脊液 ≤ 2.5 U/L。

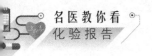

【标本采集要求】

血清,采集于红盖或黄盖促凝管。

【异常结果解读】

1. 非病理因素

减低:饥饿、溶血、脂血或 ACE 抑制剂治疗。

2. 病理性因素

(1) 增高:50%～80%活动性结节疾病、酒精性肝硬化、甲状腺功能亢进、HIV、组织胞浆菌病、淋巴瘤、结核、糖尿病、Gaucher 病或麻风病。

(2) 减低:慢性阻塞性肺病,其他肺病(肺气肿、肺癌、囊性纤维化)或甲状腺功能减退。

五、维生素 D(Vit D)

【参考区间】

化学发光法:缺乏 < 20 ng/ml;不足 20～30 ng/ml;充足 30～100 ng/ml;中毒 > 100 ng/ml。

【标本采集要求】

血清,采集于红盖或黄盖促凝管。拒收有溶血、脂血的标本。

【异常结果解读】

1. 非病理因素

(1) 增高:摄入过多。

(2) 减低:饮食缺乏或光照少。

2. 病理性因素

(1) 1, 25-二羟维生素 D 增高:甲状旁腺激素过量、某些淋巴瘤或结节病。

(2) 1,25-二羟维生素 D 减低:肾病或肾功能衰竭早期。

(3) 25-羟维生素 D 减低:某些癌症、免疫性疾病或心血管病。

六、骨钙素(BGP)

【参考区间】

化学发光法。男性 6 个月～6 岁:39～121 ng/ml;7～9 岁:66～182 ng/ml;10～12 岁:85～232 ng/ml;13～15 岁:70～336 ng/ml;16～17 岁:43～237 ng/ml;＞18 岁:11～50 ng/ml。女性 6 个月～6 岁:44～130 ng/ml;7～9 岁:73～206 ng/ml;10～12 岁:77～262 ng/ml;13～15 岁:33～222 ng/ml;16～17 岁:24～99 ng/ml;＞18 岁:11～50 ng/ml。

【标本采集要求】

血清,采集于红或黄盖促凝管。拒收溶血、脂血的标本。

【异常结果解读】

1. 非病理因素

随年龄而变化,随骨更新率而变化。受华法林药物影响。

2. 病理性因素

增高:老年性骨质疏松症(低转化型)。明显增高:原发性骨质疏松或绝经后骨质疏松症(高转化型)。

七、骨代谢标志物

【参考范围】

1. 骨形成标志物参考区间:包括骨钙素(N-MID OC),骨碱

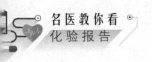
性磷酸酶(BALP)，Ⅰ型胶原交联N末端肽(NTX)和Ⅰ型胶原交联C末端肽(CTX)。

2. 骨吸收标志物参考区间：包括Ⅰ型胶原交联N末端肽(NTX)，Ⅰ型胶原交联C末端肽(CTX)，尿Ⅰ型胶原交联C末端肽(CTX)，尿Ⅰ型胶原交联N末端肽(NTX)，总Ⅰ型原胶原N-端前肽(PINP)，尿吡啶啉(PYD)和尿脱氧吡啶酚(DPD)。

表35　不同性别各阶段骨代谢标志物情况

组别	N-MID OC (μg/L)	BALP (U/L)	β-CTX (ng/L)	PINP (μg/L)	尿 CTX/Cr (nmol/L)/ (mmol/L)	尿 NTX/Cr (nmol/L)/ (mmol/L)	尿 PYD/Cr (nmol/L)/ (mmol/L)	尿 DPD/Cr (nmol/L)/ (mmol/L)
男性	13.6±3.6	20.1±6.1	0.34±0.18	93.2±26.5	162±62	31.8±14.3	21.2±6.5	4.0±1.2
女性 绝经前	14.8±4.8	20.2±8.5	0.29±0.14	84.6±27.2	180±86	38.9±17.5	23.8±7.3	4.9±2.4
女性 绝经后	21.6±4.6	27.7±6.8	0.44±0.21	103.2±32.1	327±92	61.1±16.6	27.7±6.9	6.3±2.6

【标本采集要求】

空腹血清标本，采集于红盖或黄盖促凝管。避免溶血。或尿液标本。

【异常结果解读】

1. 非病理因素

(1) 增高：昼夜节律半夜和早晨可达峰值，下午和傍晚低谷；儿童和青少年比成人高；绝经后女性骨代谢标志物增高；骨折最初几个月，骨形成和骨吸收标志物增高；妊娠期骨代谢标志物增高,最后 3 月达峰值;服用皮质类固醇、抗惊厥药、肝素或口服避孕药等;酗酒、吸烟、高盐饮食或长期卧床会使骨吸收标志物增高。

（2）减低:禁食、冬季会使骨转换标志物减低;早餐后会使 CTX 减低 20%;月经黄体期骨吸收标志物减低,骨形成标志物增高。

2. 病理性因素

增高:骨质疏松症、甲状旁腺功能亢进、甲状腺功能亢进、Paget 病、成人骨软化症、儿童佝偻病、慢性肾病或 Cushing 综合征。

八、醛缩酶

【参考区间】

比色法:3～15 U/L。

【标本采集要求】

血清,采集于红盖或黄盖促凝管。拒收溶血、脂血的标本。

【异常结果解读】

1. 非病理因素

红细胞中醛缩酶比血清中高 150 倍,溶血会影响检测结果。进食或妊娠者较高。卧床或长期不活动者较低。

2. 病理性因素

（1）增高:横纹肌溶解症、皮肌炎或多发性肌炎、旋毛虫病、急性肝炎或其他肝病、肌肉萎缩、心肌梗死、前列腺癌、出血性胰腺炎、坏疽、震颤性谵妄或烧伤。

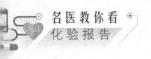
（2）减低:肌肉量减少或肌肉萎缩末期。

九、胰蛋白酶和糜蛋白酶

【参考范围】

阳性。

【标本采集要求】

收集新鲜无尿污染的粪便。

【异常结果解读】

阴性:筛检新生儿和婴儿囊性纤维化,评价儿童和成人胰腺功能不全,判断其他胰腺功能异常,如急性或慢性胰腺炎、胰腺癌。

十、胰蛋白酶样免疫反应(TLI, IRT)

【参考范围】

放免法:10.0~57.0 ng/mL。

【标本采集要求】

血清,采集于红盖或黄盖促凝管。拒收肝素抗凝、溶血、脂血的标本。

【异常结果解读】

增高:新生儿囊性纤维化,慢性胰腺炎、急性胰腺炎或胰腺癌。

（蒋筠斐　胡晓波）

第九节　维生素、氨基酸与血药浓度测定

一、叶酸(FOL)

【参考区间】

化学发光法:7.02～39.66 nmol/L(3.1～17.5 ng/ml)。

【标本采集要求】

空腹血清,采集于红盖或黄盖促凝管。拒收溶血、脂血、EDTA、肝素抗凝的标本。

【异常结果解读】

1. 非病理因素

(1) 增高:叶酸治疗。

(2) 减低:妊娠,摄入不足,酗酒,服用甲氨蝶呤、甲氧苄啶、苯妥英、口服避孕药或柳氮磺胺吡啶药物。

2. 病理性因素

减低:乳糜泻、热带口炎性腹泻、炎症性肠病(如 Crohns 病、溃疡性结肠炎),细菌生长、寄生虫病、胃部分去除术或胰腺功能不全、营养不良。

二、维生素 B_{12}(Vit B_{12})

【参考区间】

化学发光法:216.8～661.6 pmol/L(293～894 pg/ml)。

【标本采集要求】

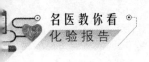

空腹血清,采集于红盖或黄盖促凝管。拒收溶血、脂血的标本。

【异常结果解读】

1. 非病理因素

增高:饮食(严格奶蛋素食、食疗),服用某些药物,如口服避孕药、雌激素、乙醇(酒精)、阿司匹林,奥美拉唑或其他蛋白泵抑制剂、二甲双胍、考来烯胺等。

2. 病理性因素

(1) 增高:慢性骨髓增殖性肿瘤、糖尿病、心力衰竭、肥胖、AIDS 或重度肝病。

(2) 减低:同叶酸测定项目和恶性贫血。

三、维生素 A(Vit A)

【参考区间】

比色法:0.5～2.1 mmol/L。

【标本采集要求】

空腹血清或血浆,采集于红盖、黄盖促凝管或绿盖肝素抗凝管。拒收溶血、脂血、全血或体液的标本。

【异常结果解读】

1. 非病理因素

妊娠可使维生素 A 减低。药物(如普罗布考)会干扰维生素 A 测定。

2. 病理性因素

(1) 增高:维生素 A 沉积引起中毒症状。

（2）减低:夜盲症。

四、维生素 K(Vit K)

【参考区间】

高效液相色谱法:0.22～4.88 nmol/L(0.10～2.20 ng/ml)。

【标本采集要求】

血清,采集于红盖或黄盖促凝管。拒收溶血、脂血、EDTA
抗凝的标本。

【异常结果解读】

1. 非病理因素

减低:服用抗凝剂、抗生素或考来烯胺。

2. 病理性因素

减低:原发性胆汁瘀积性肝硬化、胃肠道疾病、胰腺疾病、囊
性纤维化、阻塞性黄疸、低凝血酶原血症或新生儿出血性疾病。

五、地高辛(DIG)

【参考区间】

化学发光法。治疗范围:0.64～2.56 nmol/L(0.5～2.0 ng/ml);
中毒范围: > 3.2 nmol/L(2.5 ng/ml)。

【标本采集要求】

血清,采集于红或黄盖促凝管。拒收溶血、脂血、氟化钠、草
酸钾抗凝的标本。地高辛测定宜在服药后 6～8 小时采血,标本
采集时需告知末次服药时间,便于准确判断患者血药浓度。

【异常结果解读】

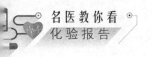
1. 非病理因素

增高:应用抗地高辛免疫片段,服用奎尼丁、胺碘酮、异搏定、氟西汀或硝苯地平药物。

2. 病理性因素

增高:肾功能不全、充血性心力衰竭、地高辛使用过量。

六、苯妥英

【参考区间】

总苯妥英治疗范围:39.6~79.2 μmol/L(10~20 μg/ml);中毒范围:>118.8 μmol/L(30 μg/ml)。

游离苯妥英治疗范围:3.96~7.92 μmol/L(1.0~2.0 μg/ml);中毒范围:>13.9 μmol/L(3.5 μg/ml)。

警告值:总苯妥英 > 396 μmol/L(100 μg/ml)(致死);游离苯妥英 > 19.8 μmol/L(5 μg/ml)。

【标本采集要求】

血清,采集于红盖或黄盖促凝管。拒收肝素抗凝的标本。

【异常结果解读】

1. 非病理因素

服用地西泮(安定)、卡马西平、乙醇、大剂量阿司匹林、氯霉素、雌激素、异烟肼、奥美拉唑、甲氧苄啶或华法林会使苯妥英浓度增高。服用抗酸药、叶酸、慢性酗酒、利福平或甲氨蝶呤会使苯妥英浓度减低。

2. 病理性因素

多用于癫痫治疗,最佳游离苯妥英水平维持在 8%~14%

$(1.0\sim2.0\ \mu g/ml)$。若摄入苯妥英药物浓度超出治疗范围,应调整用药剂量。

七、茶碱(THEO)

【参考区间】

治疗范围:$44\sim111\ \mu mol/L$。干化学法:$55\sim111\ \mu mol/L$。新生儿$33\sim72\ \mu mol/L$。中毒范围:$>139\ \mu mol/L$。警告值:$>111\ \mu mol/L$。

【标本采集要求】

血清,采集于红盖或黄盖促凝管。婴儿可采集足跟末梢血。拒收枸橼酸钠、EDTA 和草酸盐抗凝的标本。

【异常结果解读】

用于治疗儿童和成人哮喘、成人慢性阻塞性肺疾病(COPD)、发育不良早产儿呼吸暂停。茶碱临床治疗范围较小,血药浓度过高会引起癫痫发作。肝病、甲状腺功能亢进或急性感染,会影响茶碱在体内的血药浓度。

八、丙戊酸(VPA)

【参考区间】

总丙戊酸。治疗范围:$349\sim872.5\ \mu mol/L(50\sim125\ \mu g/ml)$;中毒范围:$>1\ 047\ \mu mol/L(150\ \mu g/ml)$。

游离丙戊酸。治疗范围:$41.9\sim153.6\ \mu mol/L(6\sim22\ \mu g/ml)$;中毒范围:$>349\ \mu mol/L(50\ \mu g/ml)$。

警告值:$>1\ 396\ \mu mol/L(200\ \mu g/ml)$为中毒。

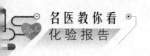
【标本采集要求】

血清,采集于红盖或黄盖促凝管。拒收肝素抗凝的标本。

【异常结果解读】

用于治疗癫痫,最佳游离丙戊酸水平维持在 5%～18%(6～22 μg/ml)。若摄入丙戊酸药物浓度超出治疗范围,应调整用药剂量。

九、甲氨蝶呤(MTX)

【参考区间】

中毒范围:服药 24 小时 ≥5 μmol/L;48 小时 ≥0.5 μmol/L;72 小时 ≥ 0.055 μmol/L。

【标本采集要求】

血清,采集于红盖或黄盖促凝管。标本采集时需告知末次服药时间,便于准确判断患者血药浓度。

【异常结果解读】

甲氨蝶呤是抗肿瘤类药物,会影响肝、肾功能和血细胞数量,临床使用时应监测血药浓度,指导抗贫血类药物的使用。服用布洛芬、苯妥英、茶碱、地高辛、磺胺嘧啶、华法林或某些抗生素等会干扰甲氨蝶呤疗效。服用非甾体类抗炎药或水杨酸盐会影响甲氨蝶呤的清除。

十、万古霉素(VAN)

【参考区间】

治疗范围。全程:10.0～20.0 μg/ml,峰值:30.0～40.0 μg/ml。

中毒范围:＞80 μg/ml。

警告值：$> 80\ \mu g/ml$ 为中毒。

【标本采集要求】

血清，采集于红盖或黄盖促凝管。标本采集时需告知末次服药时间(常为注射后 $1\sim12$ 小时)，便于准确判断患者血药浓度。拒收溶血、黄疸、脂血、氟化钠、草酸钾、EDTA、枸橼酸钠抗凝的标本。

【异常结果解读】

万古霉素常用于感染治疗，通常用量是 $10\ \mu g/ml$，严重感染时用量是 $15\sim20\ \mu g/ml$。因万古霉素使用效果不显著，需长时间用药，故须控制血药浓度在治疗范围内。

十一、他克莫司(FK506)

【参考区间】

治疗范围。肾脏和肝脏：移植后 $0\sim2$ 个月 $10.0\sim15.0$ ng/ml，> 3 个月 $5.0\sim10.0$ ng/ml；心脏：移植后 $0\sim2$ 个月 $10.0\sim18.0$ ng/ml，> 3 个月 $8.0\sim15.0$ ng/ml。

中毒范围：> 25 ng/ml。

【标本采集要求】

血浆，采集于紫盖 EDTA 抗凝管。拒收凝固、血清的标本。末次用药后 12 小时检测他克莫司(tacrolimus，FK506)浓度。

【异常结果解读】

FK506 是一类免疫抑制剂，用于肝移植、肾移植患者。高剂量 FK506 对肾脏会造成损伤，因此，临床需要检测药物浓度以决定患者药物使用剂量。

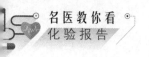

十二、乙醇(ALCT)

【参考区间】

气相色谱法:1.1 mmol/L(50 mg/L)。

警告值:＞55 mmol/L(2 500 mg/L)引起乙醇中毒。

【标本采集要求】

血清,采集于红或黄盖促凝管。

【异常结果解读】

乙醇代谢率为每小时 100～250 mg/L。乙醇浓度 ≥ 17.6 mmol/L(800 mg/L)考虑为酒驾,乙醇浓度 ＞ 88 mmol/L (4.0 g/L)有致命危险。

(蒋筠斐　胡晓波)

第十节　激 素 测 定

一、促甲状腺激素(TSH)

【参考区间】

化学发光法:0.34～5.60 mU/L。

【标本采集要求】

血清,采集于红盖或黄盖促凝管。拒收溶血、脂血的标本。

【异常结果解读】

1. 非病理因素

增高:服用锂盐、磺胺、苯基丁氮酮、胺碘酮或硫脲药物。

2. 病理性因素

(1) 增高:Hashimoto(桥本)甲状腺炎、急性或慢性甲状腺功能异常、甲状腺术后甲状腺功能减退、脑垂体肿瘤使 TSH 产生不足和甲状腺功能亢进、抗甲状腺药物治疗过量。

(2) 减低:甲状腺功能亢进、Graves 病、甲状腺功能亢进、抗甲状腺药物治疗不足、甲状腺药物过量、脑垂体损伤或甲状腺癌药物治疗。

二、甲状腺素(T₄)

【参考区间】

化学发光法:78.4～157.4 nmol/L(60.9～122.3 ng/ml)。

【标本采集要求】

血清,采集于红盖或黄盖促凝管。拒收溶血标本。

【异常结果解读】

1. 非病理因素

妊娠,服用雌激素、避孕药或大剂量阿司匹林会影响 T₄ 结果。

2. 病理性因素

增高:Graves 病、毒性多结节性甲状腺肿、毒性腺瘤、医源性或人为原因或暂时性甲状腺功能亢进。

三、三碘甲状腺原氨酸(T₃)

【参考区间】

化学发光法:1.34～2.74 nmol/L(0.87～1.78 ng/ml)。

【标本采集要求】

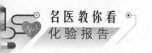

血清,采集于红盖或黄盖促凝管。拒收溶血标本。

【异常结果解读】

1. 非病理因素

服用雌激素、避孕药或大剂量阿司匹林会影响 T_3 结果。

2. 病理性因素

增高:甲状腺功能亢进或毒性结节性甲状腺肿。

表 36　不同甲状腺疾病的指标差异

疾病	T_4	FT_4	T_3	FT_3	TSH	TSI	TRH 刺激
甲状腺功能亢进							
Graves 病	↑	↑	↑	↑	↓	+	↓
毒性结节性甲状腺肿	↑	↑	↑	↑	↓	−	↓
垂体 TSH 分泌性肿瘤	↑	↑	↑	↑	↑	−	↓
T_3 甲状腺功能亢进	N	N	↑	↑	↓	+/−	↓
T_4 甲状腺功能亢进	↑	↑	N	N	↓	+/−	↓
甲状腺功能减退							
原发性	↓	↓	↓	↓	↑	+/−	
继发性	↓	↓	↓	↓	↓,N	−	↓
第三期	↓	↓	↓	↓	↓,N	−	N
外周无反应	↑,N	↑,N	↑,N	↑	↑,N		N,↑

表 37　不同甲状腺指标变化可能的解释

TSH	T_4	T_3	解　释
高	正常	正常	亚临床型甲状腺功能减退
高	低	低或正常	甲状腺功能减退
低	正常	正常	亚临床型甲状腺功能亢进
低	高或正常	高或正常	甲状腺功能亢进
低	低或正常	低或正常	非甲状腺疾病,罕见垂体性甲状腺功能减退

四、游离甲状腺素(FT₄)

【参考区间】

化学发光法:7.46～21.1 pmol/L(0.58～1.64 ng/dl)。

【标本采集要求】

血清,采集于红盖或黄盖促凝管。拒收溶血标本。

【异常结果解读】

1. 非病理因素

受甲状腺自身抗体干扰。大剂量生物素(> 5 mg/ 天)治疗会影响FT₄结果。

2. 病理性因素

增高:Graves 病,毒性多结节性甲状腺肿,毒性腺瘤,医源性、人为原因或暂时性甲状腺功能亢进。

五、游离三碘甲状腺原氨酸(FT₃)

【参考区间】

化学发光法:3.67～10.43 pmol/L(2.39～6.79 pg/ml)。

【标本采集要求】

血清,采集于红盖或黄盖促凝管。拒收溶血标本。

【异常结果解读】

1. 非病理因素

受甲状腺自身抗体的干扰。大剂量生物素(> 5mg/ 天)治疗会影响FT₃结果。服用阿司匹林或呋塞米会使FT₃增高。

2. 病理性因素

(1) 增高:甲状腺功能亢进。

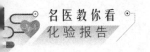

(2) 减低:甲状腺功能减退。

六、三碘甲状腺原氨酸摄取(T₃U)

【参考区间】

化学发光法:0.8～1.3 TBI(甲状腺素结合指数)。

【标本采集要求】

血清,采集于红盖或黄盖促凝管。拒收溶血、脂血或黄疸的标本。

【异常结果解读】

1. 非病理因素

黄疸(胆红素 > 7.01 nmol/L)、溶血(血红蛋白 > 1.2 mmol/L)、脂血(甘油三酯 > 20 g/L)、生物素 (> 164 nmol/L) 会干扰检测结果。

2. 病理性因素

(1) 增高:甲状腺功能减退。

(2) 减低:甲状腺功能亢进。

表 38　不同临床表现时 T_4 与 T_3U 的变化情况

临床表现	T_4	T_3U
甲状腺功能亢进	增高	增高
甲状腺功能减退	减低	减低
TBG 增高(如妊娠)	增高	减低
TBG 减低(如肿瘤)	减低	增高

七、反三碘甲状腺原氨酸(RT_3)

【参考区间】

化学发光法:$0.56\sim0.88$ nmol/L。

【标本采集要求】

血清,采集于红盖或黄盖促凝管。

【异常结果解读】

1. 非病理因素

老年人、营养不良或某些药物会使 RT_3 增高。

2. 病理性因素

(1) 增高:甲状腺功能亢进、重症肌炎、肾炎等。非甲状腺疾病引起的低三碘甲状腺原氨酸综合征,RT_3 增高但 TSH 正常。

(2) 减低:甲状腺功能减退,其 RT_3、T_3 减低而 TSH 增高。

八、甲状腺结合球蛋白(TBG)

【参考区间】

化学发光法:$1.4\sim78$ ng/ml。

【标本采集要求】

血清,采集于红盖或黄盖促凝管。拒收溶血、脂血、血浆的标本。

【异常结果解读】

1. 非病理因素

(1) TBG 增高,T_4 增高:妊娠,服用雌激素、口服避孕药、氟尿嘧啶、氯贝丁酯、海洛因或美沙酮。

(2) TBG 增高,T_4 减低:服用雄激素、糖皮质激素、苯妥英、

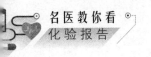

阿司匹林、其他非甾体类抗炎药、大剂量青霉素或天冬酰胺酶。

2. 病理性因素

(1) TBG 增高, T_4 增高: 急性感染性肝炎, 家族性高甲状腺结合球蛋白症或慢性消耗性疾病。

(2) TBG 增高, T_4 减低: 肾病综合征、肝硬化、肢端肥大症、低蛋白血症或家族性甲状腺结合球蛋白缺乏症。

九、促甲状腺素受体抗体(TRAb)

【参考区间】

化学发光法: < 1.75 IU/L。

【标本采集要求】

血清, 采集于红盖或黄盖促凝管。拒收溶血、脂血、血浆的标本。

【异常结果解读】

1. 非病理因素

血清蛋白或免疫球蛋白浓度较低会产生阴性结果。

2. 病理性因素

增高: 甲状腺病患者结果增高 $1.3 \sim 2.0$ 倍, Graves 病患者结果增高 2.8 倍以上。

表39　出现不同甲状腺抗体时相应的疾病

甲状腺抗体	缩　写	出现疾病
甲状腺过氧化物酶抗体	TPOAb	Hashimoto 甲状腺炎、Graves 病
甲状腺球蛋白抗体	TgAb	甲状腺癌、Hashimoto 甲状腺炎
促甲状腺素受体抗体	TRAb	Graves 病

十、抗甲状腺球蛋白抗体(TgAb)

【参考区间】

化学发光法:0～20 IU/ml。

【标本采集要求】

血清,采集于红盖或黄盖促凝管。拒收溶血、脂血、EDTA抗凝的标本。

【异常结果解读】

1. 非病理因素

应用免疫抑制剂会使 TgAb 呈假阴性。

2. 病理性因素

增高:Hashimoto 甲状腺炎、甲状腺功能亢进、突眼性甲状腺肿、慢性淋巴细胞性甲状腺炎或甲状腺癌。

十一、抗甲状腺微粒体抗体(TMAb)

【参考区间】

免疫印迹法:阴性。

【标本采集要求】

血清,采集于红盖或黄盖促凝管。

【异常结果解读】

1. 非病理因素

应用免疫抑制剂会影响检测结果。与抗肝肾微粒体抗体存在交叉反应。

2. 病理性因素

增高:Hashimoto 甲状腺炎、甲状腺癌、甲状腺功能减退早期或恶性贫血。

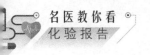

十二、甲状腺球蛋白(Tg)

【参考区间】

化学发光法:1.4~78 ng/ml。

【标本采集要求】

血清,采集于红盖或黄盖促凝管。拒收 EDTA 抗凝标本。

【异常结果解读】

1. 非病理因素

存在甲状腺球蛋白抗体可影响检测结果。

2. 病理性因素

增高:甲状腺癌、甲状腺炎、Graves 病或甲状腺功能亢进。

十三、降钙素(CT)

【参考区间】

化学发光法:男 < 5.31 pmol/L(18.2 pg/ml);女 < 3.36 pmol/L(11.5 pg/ml)。

警告值: > 146 pmol/L(500 pg/ml)常提示甲状腺癌。

【标本采集要求】

血清,采集于红盖或黄盖促凝管。拒收溶血、脂血、EDTA 抗凝的标本。

【异常结果解读】

1. 非病理因素

孕妇、儿童降钙素升高,停经妇女的降钙素水平下降。

2. 病理性因素

增高：甲状腺髓样癌（特别是＞1 500 pg/ml），乳腺癌、肺癌、胰腺癌、胰岛素瘤、肠癌、胃癌、支气管癌、Zollinger-Ellison综合征、肾功能衰竭、恶性贫血或C细胞增生。

十四、促肾上腺皮质激素(ACTH)

【参考区间】

电化学发光法。男性：1.54～15.18 pmol/L(7～69 pg/ml)，女性：1.32～12.76 pmol/L(6～58 pg/ml)。

【标本采集要求】

全血，采集于专用硅化玻璃或塑料试管或紫盖EDTA抗凝管。拒收溶血、脂血、肝素抗凝的标本。

【异常结果解读】

1. 非病理因素

服用安非他明、胰岛素、左旋多巴、甲氧氯普胺(胃复安)或米非司酮(RU486)等会使ACTH增高。服用地塞米松、泼尼松、氢化可的松、甲泼尼龙或甲地孕酮等会使ACTH减低。应激状态也会使ATCH分泌增加。

2. 病理性因素

(1) 增高：Addison病、异位ACTH肿瘤、先天性肾上腺增生症或垂体依赖性Cushing病。

(2) 减低：继发性肾上腺皮质功能减退、垂体功能减退、肾上腺瘤或肾上腺癌。

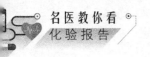
表 40　不同疾病皮质醇与 ACTH 变化情况

疾　病	皮质醇	ACTH
Cushing 综合征	高	高
肾上腺肿瘤	高	低
异位 ACTH	高	高
Addison 病	低	高
垂体功能减退	低	低

十五、抗利尿激素(ADH)

【参考区间】

免疫法:0~4.35 pmol/L(0~4.7 pg/ml)。

【标本采集要求】

全血,采集于紫盖 EDTA 抗凝管。

【异常结果解读】

1. 非病理因素

站立、夜间、疼痛、紧张或运动后 ADH 分泌增加。高血压或平躺 ADH 分泌减少。刺激 ADH 释放的药物有巴比妥类、地昔帕明、组胺、吗啡、尼古丁、阿米替林、卡马西平。加强 ADH 作用的药物有对乙酰氨基酚、二甲双胍、甲苯磺丁脲(甲糖宁)、阿司匹林、茶碱、非甾体类消炎药。服用地美环素、锂盐、苯妥英或乙醇会使 ADH 减低。

2. 病理性因素

(1) 增高:抗利尿激素异常综合征(包括白血病、淋巴瘤、肺癌、胰腺癌、膀胱癌、脑癌),Guillain-Barré 综合征、充血性心力衰竭、肝病、肾病、甲状腺病、多发性硬化症、癫痫、急性间歇性卟啉病、囊性纤维化、肺气肿、结核、HIV/AIDS。

(2) 减低:中枢性尿崩症或肾源性尿崩症。

十六、甲状旁腺激素(PTH)

【参考区间】

化学发光法:1.77~7.67 pmol/L(15~65 pg/ml)。

【标本采集要求】

血清,采集于红盖或黄盖促凝管。

【异常结果解读】

1. 非病理因素

PTH有昼夜节律变化,凌晨2点达到峰值。

(1) 增高:服用抗惊厥药、类固醇、锂盐、异烟肼、利福平或磷酸盐药物。

(2) 减低:服用西咪替丁或β阻滞剂药物。

2. 病理性因素

(1) 增高:甲状旁腺功能亢进(原发性或继发性),假性甲状旁腺功能亢进,Zollinger-Ellison综合征或遗传性维生素D缺乏症。

表41 钙与PTH不同变化时可能的解释

钙	PTH	解 释
正常	正常	钙调节系统功能正常
低	高	PTH反应正常,需要查找低钙血症的其他原因
低	正常/低	PTH反应不正常,可能是甲状旁腺功能减退
高	高	甲状旁腺产生太多PTH,影像学检查高甲状旁腺功能亢进
高	低	PTH反应正常,需要查找高钙血症的其他原因
正常	高	轻度甲状旁腺功能亢进

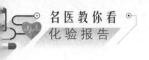

（2）减低：甲状旁腺功能减退、甲状腺功能亢进或低镁血症。

十七、甲状旁腺激素相关肽（PTHrP）

【参考区间】

化学发光法：1～10 pmol/L。

【标本采集要求】

血清，采集于红盖或黄盖促凝管。

【异常结果解读】

1. 非病理因素

运动会使 PTHrP 减低。夏、秋季 PTHrP 低于冬、春季。

2. 病理性因素

（1）增高：原发性甲状旁腺功能亢进、慢性肾病、骨软化症或异位性甲状旁腺功能亢进。

（2）减低：特发性甲状旁腺功能减退。

十八、尿环磷酸腺苷（cAMP）

【参考区间】

放免法：15～43 nmol/L。

【标本采集要求】

随机尿标本。

【异常结果解读】

（1）增高：高钙尿症、家族性低钙尿症高钙血症、原发性甲状旁腺功能亢进、假性甲状旁腺功能亢进或佝偻病。

（2）减低：维生素 D 中毒或肉瘤。

十九、皮质醇

【参考区间】

化学发光法。8 时：240.03～618.02 nmol/L(87～224 μg/L)；20 时：<275.9 nmol/L(100 μg/L)。

【标本采集要求】

血浆，采集于绿盖肝素抗凝管。

【异常结果解读】

1. 非病理因素

呈昼夜节律变化，夜间极低，清晨最高。成人较儿童高。妊娠、体力劳动或精神压力会使皮质醇增高。服用口服避孕药、氢化可的松或螺内酯等药物会使皮质醇增高。某些类固醇药物可使皮质醇减低。

2. 病理性因素

(1) 增高：异位 ACTH 产生(如肺燕麦细胞癌)，慢性肾功能衰竭，医源性疾病，肾上腺垂体增生或腺瘤。

(2) 减低：原发性肾上腺皮质功能减退，垂体前叶功能减退症，继发性肾上腺皮质功能减退或肾上腺性变态综合征。

二十、24 小时尿游离皮质醇

【参考区间】

化学发光法：每 24 小时体外尿液 21～143 μg；每 24 小时体内尿液 39～384 μg。

【标本采集要求】

采集 24 小时尿液标本。

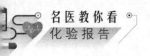
【异常结果解读】

(1) 增高:Cushing 综合征、肾上腺疾病、垂体性或其他异源性促肾上腺皮质激素(ACTH)分泌肿瘤。

(2) 减低:Addison 病或垂体功能减退等。

二十一、醛固酮(Ald、ALS)

【参考区间】

放免法。成人卧位:80.33～401.65 pmol/L(29～145 ng/L),站位:180.05～789.45 pmol/L(65～285 ng/L)。

警告值:醛固酮/肾素 > 30。

【标本采集要求】

血浆,采集于绿盖肝素或紫盖 EDTA 抗凝管。

【异常结果解读】

1. 非病理因素

增高:妊娠或饥饿。醛固酮和肾素在早晨达到峰值,1 天内会有所波动。受体位、情绪紧张或某些药物,如非类固醇类药物、利尿剂、β 受体阻滞剂、类固醇、血管紧张素转换酶抑制剂、口服避孕药的影响。

2. 病理性因素

(1) 增高:原发性醛固酮增多症或继发性醛固酮增多症(利尿、充血性心力衰竭、缓泻、肾病综合征、肝硬化伴腹水)。

(2) 减低:肾上腺功能不全、脱水、低血压、低钠血症、高钾血症、先天性肾上腺增生。

表 42　醛固酮相关性疾病时不同激素的变化情况

疾　　病	醛固酮	皮质醇	肾素
原发性醛固酮增多症(Conn 综合征)	增高	正常	减低
继发性醛固酮增多症	增高	增高	增高
肾上腺功能不全(Addison 病)	减低	减低	增高
Cushing 综合征	减低	增高	减低

二十二、血管紧张素Ⅰ(ANGIO Ⅰ)

【参考区间】

放免法:11~88 ng/L。

【标本采集要求】

血清,采集于红盖或黄盖促凝管。

【异常结果解读】

1. 非病理因素

应用氯噻酮、二氮嗪、雌激素、呋塞米、螺内酯等药物可使 ANGIO Ⅰ增高。应用血管紧张素、可乐定、去氧皮质酮、甲基多巴等药物可使 ANGIO Ⅰ减低。

2. 病理性因素

(1) 增高:继发性醛固酮增多症(高血压、肝硬化、肝炎、充血性心力衰竭、肾炎)或肾上腺皮质功能不全。

(2) 减低:原发性醛固酮增多症、特发性醛固酮增多症、肾上腺癌或高钾血症。

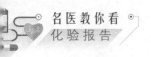
二十三、血管紧张素Ⅱ（ANGIO Ⅱ）

【参考区间】

放免法：21.5～50.1 ng/L。

【标本采集要求】

血清，采集于红盖或黄盖促凝管。

【异常结果解读】

1. 非病理因素

应用血管紧张素转化酶抑制药、血管紧张素Ⅱ受体阻滞药可使血管紧张素Ⅱ减低。

2. 病理性因素

（1）增高：高血压、充血性心力衰竭、肝硬化、肾素分泌性肾肿瘤、肾素分泌性肾肿瘤或容量不足。

（2）减低：原发性醛固酮增多症或 Cushing 综合征。

二十四、尿 17-羟皮质类固醇(17-OHCS)

【参考区间】

Porter-Silber 比色法：男性每 24 小时 11～33 μmol；女性每 24 小时 8.3～24.8 μmol。

【标本采集要求】

24 小时尿液标本。

【异常结果解读】

1. 非病理因素

丙酮会使 17-OHCS 增高。服用中草药、四环素、维生素 B_2 药物，应激状态或营养不良等会影响检测结果。现多采用更灵敏和特异的尿游离皮质醇测定来代替该试验。

2. 病理性因素

(1) 增高：Cushing 综合征、异源性促肾上腺皮质激素(ACTH)综合征、原发性肾上腺皮质肿瘤、甲状腺功能亢进、肥胖、女性男性化或腺垂体功能亢进。

(2) 减低：Addison 病、腺垂体功能减退、甲状腺功能减退或肝硬化。

二十五、脱氢表雄酮(DHEA)及硫酸酯(DHEAS)

【参考区间】

化学发光法。DHEA：男性 12.49～20.13 nmol/L(3.6～5.8 ng/ml)；女性 15.62～20.47 nmol/L(4.5～5.9 ng/ml)。DHEAS：27～136 nmol/L。

【标本采集要求】

血清，采集于红盖或黄盖促凝管。拒收溶血的标本。

【异常结果解读】

1. 非病理因素

DHEA 新生儿较高，随后急剧下降，青春期再增高。DHEAS 在青春期达到峰值，随后逐年减低。

2. 病理性因素

(1) 增高：肾上腺良性或恶性肿瘤、多囊卵巢综合征、卵巢癌或先天性肾上腺增生。

(2) 减低：肾上腺功能不全、Addison 病、肾上腺功能紊乱或垂体功能减退。

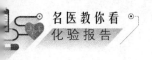

二十六、3-甲氧基肾上腺素和去甲肾上腺素

【参考区间】

比色法:尿液 3-甲氧基肾上腺素:每 24 小时 0.4～0.5 mg。血清去甲肾上腺素:0～600 pg/ml。

【标本采集要求】

血清或 24 小时尿液标本。

【异常结果解读】

1. 非病理因素

(1) 尿液 3-甲氧基肾上腺素增高:紧张,服用咖啡因、吩噻嗪或单胺氧化酶抑制剂药物。

(2) 血清去甲肾上腺素增高:紧张,剧烈运动,摄入香蕉、巧克力、咖啡、茶或香草食物。

2. 病理性因素

增高:嗜铬细胞瘤或神经母细胞瘤。

二十七、尿儿茶酚胺(CA)

【参考区间】

放免法:164～819 nmol/L。

警告值:肾上腺素＞50 μg/24 小时常提示多内分泌腺瘤病。

【标本采集要求】

24 小时尿液标本。

【异常结果解读】

1. 非病理因素

高度紧张,服用对乙酰氨基酚、氨茶碱、安非他明、食欲抑制剂、咖啡、茶、水合氯醛、可乐定、地塞米松、利尿剂、肾上腺素、乙醇、胰岛素、丙米嗪、锂剂、甲基多巴、单胺氧化酶抑制剂、尼古丁、硝酸甘油、滴鼻剂、普罗帕酮、利舍平、水杨酸、茶碱、四环素、三环抗抑郁药或血管扩张剂等会影响儿茶酚胺的检测结果。

2. 病理性因素

增高:嗜铬细胞瘤或神经母细胞瘤。

二十八、尿香草苦杏仁酸(VMA)

【参考区间】

高效液相色谱法:每 24 小时 16～88 μmol。

【标本采集要求】

24 小时尿液标本。

【异常结果解读】

1. 非病理因素

(1) 增高:高度紧张,摄入香蕉、巧克力、香草、茶或咖啡,服用异丙肾上腺素、美索巴莫、左旋多巴、磺胺或氯丙嗪药物。

(2) 减低:服用单胺氧化酶抑制剂、利舍平、胍乙啶或甲基多巴药物。

2. 病理性因素

增高:嗜铬细胞瘤、神经母细胞瘤或神经节母细胞瘤。

二十九、泌乳素(PRL)

【参考区间】

化学发光法。卵泡期、排卵期、黄体期:3.5～24.2 ng/ml;绝

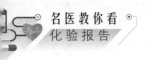
经期:3.1～14.1 ng/ml;成年男性:4.5～12.6 ng/ml。

【标本采集要求】

血清,采集于红盖或黄盖促凝管。拒收 EDTA 抗凝标本。

【异常结果解读】

1. 非病理因素

(1) 有昼夜节律变化,通常晚上增高,早晨达到峰值。妊娠和哺乳期会出现高泌乳素血症。

(2) 增高:产后,紧张,服用吩噻嗪、西咪替丁、三环类抗抑郁药、甲氧氯普胺、雌激素、高血压药或氟哌啶醇药物。

2. 病理性因素

增高:泌乳素瘤(> 200 ng/ml)、肾病、肝病、多囊卵巢综合征、下丘脑疾病、垂体疾病、神经性厌食症或甲状腺功能减退。

三十、生长激素(HGH、GH)

【参考区间】

化学发光法:男 $0.65～242.68$ nmol/L($0.014～5.219$ ng/ml);女 $0.19～65.38$ nmol/L($0.004～1.406$ ng/ml)。

【标本采集要求】

血清,采集于红盖或黄盖促凝管。拒收溶血、脂血的标本。

【异常结果解读】

1. 非病理因素

压力、运动、低血糖或检测前 1 周内做放射扫描检查会影响HGH 结果。

(1) 增高:长期禁食,服用苯丙胺、β 阻滞剂、胰岛素、左旋多巴、甲氧氯普胺、可乐定或加压素药物。

（2）减低：服用溴隐亭、皮质类固醇或葡萄糖药物。

2. 病理性因素

（1）增高：垂体性巨人症、肢端肥大症、异位生长激素分泌、肝硬化、肾功能衰竭或神经性厌食。

（2）减低：生长激素缺乏症、垂体性矮小症或肾上腺皮质功能亢进。

三十一、促卵泡激素(FSH)

【参考区间】

化学发光法。女性：卵泡期 3.3～7.9 IU/L；排卵期 3.3～22.2 IU/L；黄体期 0.7～5.0 IU/L；绝经期 21～104 IU/L。成年男性：0.8～5.1 IU/L。

【标本采集要求】

血清，采集于红盖或黄盖促凝管。拒收溶血、脂血的标本。

【异常结果解读】

1. 非病理因素

服用西咪替丁、氯米苏、洋地黄或左旋多巴会使 FSH 增高。在使用口服避孕药、吩噻嗪或激素替代治疗时降低。如果患者近期进行核医学扫描，扫描中使用的放射性核素可干扰 FSH 检测结果。

2. 病理性因素

（1）女性增高：发育缺陷（卵巢发育不全、Turner 综合征、17α 羟化酶缺乏症），卵巢损伤（放射暴露、化疗、自身免疫性疾病)或卵巢功能受到影响(多囊卵巢综合征、肾上腺疾病、甲状腺疾病或卵巢肿瘤)。

(2)女性减低:垂体疾病、下丘脑疾病或卵巢癌风险增高。

(3)男性增高:病毒感染(腮腺炎),创伤、损伤、放射暴露、化疗、自身免疫疾病、生殖细胞肿瘤、性腺发育不全或 Kilnefelter 综合征。

(4)男性减低:垂体或下丘脑疾病。

三十二、促黄体生成素(LH)

【参考区间】

化学发光法。女性:卵泡期 2.0~12.0 IU/L;排卵期 23~109 IU/L;黄体期 1.0~5.0 IU/L;绝经期 10.9~58.6 IU/L。成年男性:0.8~6.3 IU/L。

【标本采集要求】

血清,采集于红盖或黄盖促凝管。拒收溶血的标本。

【异常结果解读】

1. 非病理因素

近期接受放射性核素扫描会影响 LH 结果。服用抗癫痫药、氯米芬或纳洛酮等药物会使 LH 增高。服用地高辛、口服避孕药或激素等药物会使 LH 减低。更年期女性 LH 会增高。

2. 病理性因素

(1)同促卵泡激素测定的意义。

(2)促进腺激素释放激素(GnRH)注射后,LH 增高为垂体对 GnRH 有反应,说明是下丘脑疾病;LH 减低为垂体对 GnRH

没有反应,说明是垂体疾病。

三十三、睾酮(T)和游离睾酮(FT)

【参考区间】

化学发光法。总睾酮:男 0.52~38.17 nmol/L;女 0.52~2.43 nmol/L。游离睾酮:男 1.0~2.7 nmol/L;女 0.5~1.8 nmol/L。

【标本采集要求】

血清,采集于红盖或黄盖促凝管。拒收 ETDA 抗凝的标本。

【异常结果解读】

1. 非病理因素

(1) 增高:服用合成类固醇、睾酮药物。

(2) 减低:酗酒。

2. 病理性因素

(1) 男性增高:睾丸肿瘤、肾上腺肿瘤,婴儿和儿童先天性肾上腺增生。

(2) 男性减低:下丘脑或垂体疾病,Klinefelter、Kallman 或 Prader-Willi 综合征,睾丸衰竭或不育、病毒性疾病(流行性腮腺炎)或慢性疾病(糖尿病等)。

(3) 女性增高:多囊卵巢综合征、卵巢或肾上腺肿瘤、先天性肾上腺增生。

三十四、性激素结合蛋白(SHBG)

【参考区间】

化学发光法:男性 13.3~89.5 nmol/L;育龄期女性 18.2~

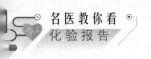
135.5 nmol/L,绝经后女性 16.8～125.2 nmol/L。

【标本采集要求】

血清或血浆,采集于红盖或黄盖促凝管或绿盖肝素抗凝管。标本拒收有溶血、脂血的标本。

【异常结果解读】

1. 非病理因素

(1) 增高:妊娠、食欲减退或使用雌激素。

(2) 减低:使用雄激素。

2. 病理性因素

(1) 增高:性腺功能减退或甲状腺功能亢进。

(2) 减低:肥胖、2 型糖尿病、代谢综合征、多囊卵巢综合征、甲状腺功能减退或 Cushing 综合征。

三十五、双氢睾酮(DHT)

【参考区间】

血清:男 1.03～2.92 nmol/L,女 0.14～0.76 nmol/L。

尿液:男性每天 20～50 μg,女性每天 < 8 μg。

【标本采集要求】

血清,采集于红盖或黄盖促凝管。或尿液标本。拒收溶血、脂血的标本。

【异常结果解读】

1. 非病理因素

绝经期或肥胖者 DHT 减低。

2. 病理性因素

（1）增高：多毛症。

（2）减低：5-α-还原酶缺陷症或性腺功能减退。

三十六、雄烯二酮(ADSD)

【参考区间】

放免法：男 2.0～4.6 nmol/L；女 4.0～6.6 nmol/L。

【标本采集要求】

血清，采集于红盖或黄盖促凝管。

【异常结果解读】

1. 非病理因素

服用避孕药或类固醇激素可使雄烯二酮减低。

2. 病理性因素

（1）增高：肾上腺瘤、肾上腺癌、肾上腺增生、先天性肾上腺皮质增生或多囊卵巢综合征。

（2）减低：卵巢或睾丸衰竭、肾上腺功能不全或肾上腺功能减退。

三十七、17α 羟孕酮(17-OHP)

【参考区间】

放免法。男性：青春期 0.3～0.9 nmol/L，成人 0.6～5.4 nmol/L。女性：青春期 0.6～1.5 nmol/L，卵泡期 0.6～2.4 nmol/L，黄体期 2.4～9.0 nmol/L，绝经期 0.12～1.5 nmol/L。

【标本采集要求】

血清，采集于红盖或黄盖促凝管。

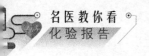

【异常结果解读】

1. 非病理因素

随年龄增高 17-OHP 逐渐减低。

2. 病理性因素

增高:先天性肾上腺增生或 11-β 羟化酶缺乏。

三十八、雌三醇(E_3)

【参考区间】

化学发光法:

表43　不同孕周时 E_3 的参考区间

孕周数	参考区间(nmol/L)
26～28	＞14.23
28～32	25.68～29.50
32～36	32.27～47.54
36～38	57.95～82.24
38～40	61.42～88.14
＞40	66.97～104.10

警告值:每 24 小时 ＜4 mg。

【标本采集要求】

血清,采集于红盖或黄盖促凝管。拒收血浆标本。

【异常结果解读】

1. 非病理因素

随年龄增高 E_3 逐渐减低。60～90 岁女性低于年轻女性。

2. *病理性因素*

(1) 增高:胎儿肾上腺皮质功能增强(如巨大胎儿、双胎或多胎),心脏病或肝硬化等。

(2) 减低:胎儿肾上腺发育不全、Down 综合征、神经管缺陷。妊娠 3 个月,多次每 24 小时尿液 $E_3 < 35\,\mu mol$ 或血清 E_3 急剧下降 $30\% \sim 40\%$,提示胎盘功能减退。

三十九、雌二醇(E_2)

【参考区间】

电化学发光法。卵泡期:146.8～715.65 pmol/L(40～195 pg/ml);排卵期:477.1～1 684.5 pmol/L(130～459 pg/ml);黄体期:183.5～770.7 pmol/L(50～210 pg/ml);绝经期:11.74～135.79 pmol/L(3.2～37.0 pg/ml)。成年男性:58.72～194.51 pmol/L(16～53 pg/ml)。

【标本采集要求】

血清,采集于红盖或黄盖促凝管。拒收溶血标本。

【异常结果解读】

1. *非病理因素*

有日间和周期波动。高血压、贫血、肝肾功能受损、尿路感染等可影响 E_2 水平。绝经后,服用糖皮质激素、阿莫西林、含雌激素药物、吩噻嗪或四环素等会使 E_2 增高。服用氯米芬会使 E_2 减低。

2. *病理性因素*

(1) 女性增高:卵巢、肾上腺肿瘤或早熟。

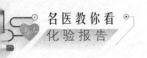
(2) 女性减低：Turner 综合征、垂体功能减退、女性性腺功能减退、神经性厌食或多囊卵巢综合征。

(3) 男性增多：甲状腺功能亢进或肝硬化。

四十、黄体酮(PROG)

【参考区间】

化学发光法。卵泡期 0.64～3.84 nmol/L(0.2～1.2 ng/ml)；排卵期 1.92～8.32 nmol/L(0.6～2.6 ng/ml)；黄体期 18.56～70.72 nmol/L(5.8～22.1 ng/ml)；绝经期 0.64～2.88 nmol/L(0.2～0.9 ng/ml)。成年男性 1.28～3.52 nmol/L(0.4～1.1 ng/ml)。

【标本采集要求】

血清，采集于红盖或黄盖促凝管。拒收 EDTA、肝素、枸橼酸钠、氟化钠、草酸钾抗凝的标本。

【异常结果解读】

1. 非病理因素

(1) 增高：服用克罗米酚、皮质酮、11-脱氧皮质醇或二羟基黄体酮药物。

(2) 减低：口服避孕药、青霉素药物。

2. 病理性因素

(1) 增高：某些卵巢囊肿、葡萄胎、罕见卵巢癌、肾上腺黄体酮分泌过多、肾上腺癌或先天性肾上腺增生症。

(2) 减低：卵巢功能减退、月经不调、先兆子痫、宫外孕或流产。

四十一、人绒毛膜促性腺激素(hCG)

【参考区间】

化学发光法:男＜2.67 IU/L;女＜2.90 IU/L;妊娠＞30 IU/L。

警告值:＞100 000 IU/L 常见于绒癌。

【标本采集要求】

血清,采集于红盖或黄盖促凝管。拒收血浆标本。

【异常结果解读】

1. 非病理因素

(1) 妊娠:hCG 是妊娠的诊断性实验,在妊娠最初6周,hCG 明显增加,60～70 天可达到 100 000 IU/L 峰值。每1～3 天 hCG 浓度翻倍,若浓度低于2 000 IU/L,2 天后血清 hCG 降低 66％,提示自然流产或异位妊娠。

(2) 药物:服用利尿剂或异丙嗪会使尿 hCG 假阴性。蛋白尿、血尿、垂体促性腺激素过量,服用抗组胺药、抗焦虑药、利尿剂、抗惊厥药、抗震颤麻痹药、安眠药或地西泮(安定)会使尿 hCG 假阳性。

2. 病理性因素

增高:绒毛膜癌、生殖细胞肿瘤或胎盘部位滋养细胞肿瘤。

四十二、特异 β 人绒毛膜促性腺激素(βhCG)

【参考区间】

化学发光法:男＜2 mIU/ml;非妊娠女性＜3 mIU/ml,更年期女性＜6 mIU/ml。

【标本采集要求】

血清,采集于红盖或黄盖促凝管。拒收血浆标本。

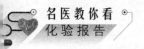

【异常结果解读】

1. 非病理因素

出现嗜异性抗体，服用抗惊厥药、抗帕金森药、安眠药或镇静剂等会产生假阳性结果，妊娠。

2. 病理性因素

（1）增高：葡萄胎、绒毛膜上皮细胞癌等生殖细胞肿瘤或妊娠滋养细胞病。

（2）减低：异位妊娠、流产、妊娠中毒症或死胎。

四十三、妊娠中期产前血清筛检

【标本采集要求】

采集妊娠15～20周的血清或血浆，采集于红盖、黄盖促凝管或绿盖肝素抗凝管。拒收有溶血、脂血标本。

【异常结果解读】

妊娠中期产前血清筛检是测定 hCG、uE3、AFP 和抑制素 A 四个项目，通过数学模型进行统计分析，对胎儿染色体异常风险进行评估，如 Down 综合征、Edwards 综合征或开放性神经管缺陷。

表44 各类先天性疾病的血清表现

	hCG	uE3	AFP	抑制素 A
开放性脊柱裂	正常	正常	增高	N/A*
无脑畸形	减低	减低	增高	N/A
Down 综合征	增高	减低	减低	增高
Edwards 综合征	减低	减低	不定	N/A

注：N/A 不适用。

四十四、胰岛素(INS)

【参考区间】

化学发光法。胰岛素:2.6～24.9 μU/ml;游离胰岛素:< 17 μU/ml。

【标本采集要求】

血清,采集于红盖或黄盖促凝管。拒收溶血、肝素、氟化钠、草酸钾抗凝的标本。

【异常结果解读】

1. 非病理因素

增高:服用皮质激素、左旋多巴或口服避孕药。

2. 病理性因素

(1) 胰岛素增高:肢端肥大症、Cushing 综合征、果糖或半乳糖不耐症、胰岛素瘤、肥胖和胰岛素抵抗(2 型糖尿病、黑棘皮病或代谢综合征)等。胰岛素减低:糖尿病、垂体功能减退或胰腺疾病(慢性胰腺炎、胰腺癌)等。

(2) 游离胰岛素增高:胰岛素过量、胰岛素抵抗综合征或内源性高胰岛素血症。游离胰岛素减低:1 型糖尿病治疗不当。

表 45 不同胰岛素类疾病空腹胰岛素与血糖水平

疾 病	空腹胰岛素水平	空腹血糖水平
胰岛素抵抗	增高	正常或增高
胰岛 β 细胞产生胰岛素不足	减低	增高
胰岛素分泌过多(胰岛素瘤、Cushing 综合征、服用胰岛素过多)导致低糖血症	正常或增高	减低

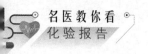

四十五、胰岛素样生长因子-1(IGF-1)

【参考范围】

ELISA 法。16～24 岁:182～780 ng/ml; 25～39 岁:114～492 ng/ml; 40～54 岁:90～360 ng/ml; ＞55 岁:71～290 ng/ml。

【标本采集要求】

空腹血清或血浆,采集于红盖或黄盖促凝管,也可采集于绿盖肝素或蓝盖枸橼酸钠抗凝管。拒收溶血、脂血的标本。

【异常结果解读】

1. 非病理因素

(1) 增高:肥胖,青春期或妊娠期。

(2) 减低:老年人。

2. 病理性因素

(1) 增高:反映生长激素生成平均水平,垂体肿瘤。

(2) 减低:营养缺乏(神经性厌食)、慢性肾脏或肝病或垂体功能减退(遗传性或损伤性,如创伤、感染、炎症)。

四十六、胰岛素样生长因子结合蛋白-3(IGF-BP-3)

【参考范围】

ELISA 法:288～736 ng/ml。

【标本采集要求】

空腹血清或血浆,采集于红盖或黄盖促凝管、绿盖肝素或蓝盖枸橼酸钠抗凝管。拒收溶血、脂血的标本。

【异常结果解读】

(1) 增高:低血糖伴非胰岛细胞肿瘤,肝细胞瘤或肾母细胞瘤。

(2) 减低:生长激素缺乏症。

四十七、胰高血糖素

【参考区间】

RIA 法:11.48～37.31 pmol/L(40～130 pg/ml)。

警告值:＞143.5 pmol/L(500 pg/ml)。

【标本采集要求】

血清,采集于红盖或黄盖促凝管。

【异常结果解读】

1. 非病理因素

(1) 增高:服用糖皮质激素、胰岛素、硝苯地平、达那唑或拟交感胺类药物。

(2) 减低:服用 β 阻滞剂或分泌素治疗。

2. 病理性因素

(1) 增高:胰高血糖素瘤(900～7 800 pg/ml),慢性肾功能衰竭或糖尿病。

(2) 减低:高脂蛋白血症(Ⅲ、Ⅳ型)。

四十八、C 肽(CP)

【参考区间】

化学发光法:0.26～0.62 nmol/L(0.78～1.89 ng/ml)。

【标本采集要求】

血清,采集于红盖或黄盖促凝管。拒收溶血标本。

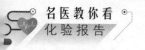

【异常结果解读】

1. 非病理因素

服用磺脲类、利尿剂、避孕药、双胍类、利福平等药物影响检测结果。

2. 病理性因素

(1) 增高：胰岛素瘤、2 型糖尿病、Cushing 综合征或肾功能衰竭。

(2) 减低：1 型糖尿病或服用人造胰岛素。

四十九、抗谷氨酸脱羧酶抗体(GADA)

【参考区间】

ELISA 法：0～5.0 IU/ml。

【标本采集要求】

血清，采集于红盖或黄盖促凝管。拒收溶血标本。

【异常结果解读】

增高：确诊 1 型糖尿病。

表46　各类胰岛素相关抗体与 1 型糖尿病诊断之间的关系

项　目	缩写	解　释
胰岛细胞自身抗体	ICA	常用胰岛细胞自身抗体，70%～80%新诊断 1 型糖尿病
抗谷氨酸脱羧酶抗体	GADA	常用新诊断 1 型糖尿病自身抗体
胰岛素瘤相关-2 自身抗体	IA-2A	约 60% 1 型糖尿病
胰岛素自身抗体	IAA	约 50% 1 型糖尿病，不能鉴别内源性和外源性胰岛素自身抗体

五十、抗胰岛素抗体(IAA)

【参考区间】

ELISA 法:阴性。

【标本采集要求】

血清,采集于红盖或黄盖促凝管。

【异常结果解读】

1. 非病理因素

应用免疫抑制剂会影响检测结果。

2. 病理性因素

阳性:胰岛素治疗的外源性胰岛素所致。出现胰岛细胞抗体提示 β 细胞破坏。IAA 用于早期 1a 型糖尿病的诊断,用于识别高危型 1a 型糖尿病。

五十一、胃泌素(GAST)

【参考区间】

放免法: < 100 ng/L。

【标本采集要求】

血清,采集于红盖或黄盖促凝管。拒收溶血、脂血、血浆标本。

【异常结果解读】

1. 非病理因素

增高:年龄,胃镜检查后,服用质子泵抑制剂、H_2 阻断剂或钙药物。

2. 病理性因素

增高:Zollinger-Ellison 综合征、G 细胞增生、慢性萎缩性胃

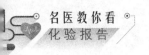

炎、恶性贫血、幽门梗阻或慢性肾功能衰竭。

五十二、胃蛋白酶原 I

【参考范围】

ELISA 法:124~142 ng/ml。

【标本采集要求】

空腹血清或血浆,采集于红盖或黄盖促凝管或绿盖肝素抗凝管。拒收有溶血、脂血的标本。

【异常结果解读】

(1) 增高:胃泌素瘤、十二指肠溃疡或急性胃炎。

(2) 减低:萎缩性胃炎、胃癌、黏液腺瘤、恶性贫血或 Addison 病。

(耿朝晖　胡晓波)

第四章 临床免疫学检验

第一节 免疫功能测定

一、T淋巴细胞转化试验

【参考区间】

转化细胞形态学计数方法:50%～70%。

【标本采集要求】

全血,采集于专用含培养液小瓶。

【异常结果解读】

1. 非病理因素

使用免疫抑制剂或抗肿瘤药物会使转化率减低。

2. 病理性因素

(1) 增高:经免疫增强剂治疗有效后的恶性肿瘤。

(2) 减低:运动失调性血管扩张症、淋巴瘤、急性或慢性白血病、麻风或结核等。

二、T淋巴细胞计数

【参考区间】

流式细胞术: CD4 淋巴细胞 $(500 \sim 1\ 500) \times 10^6/L$ 或 $15.8\%～41.6\%$, CD8 淋巴细胞 $18.1\%～29.6\%$。

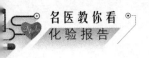
【标本采集要求】

全血,采集于紫盖EDTA或绿盖肝素抗凝管。尽快送检。拒收出现凝块、溶血、ACD抗凝的标本。

【异常结果解读】

1. 非病理因素

CD4淋巴细胞有昼夜节律,早晨比晚上高。皮质类固醇可使CD4百分比和绝对值减低。

2. 病理性因素

CD4淋巴细胞计数提示免疫系统受HIV和疾病进展的影响程度。用于初步评价人免疫缺陷病毒感染所致免疫功能缺陷,所有HIV感染患者需定期测定,可作为预后指征。CD4淋巴细胞低于200×10^6/L或14%,青少年和成人HIV感染者可分类为获得性免疫缺陷综合征(AIDS)。

三、血细胞簇分化抗原(CD)

【参考区间】

流式细胞术:CD2 62.5%～89.0%, CD3 61.1%～77.0%, CD19 7.3%～18.2%。

【标本采集要求】

全血,采集于紫盖EDTA或绿盖肝素抗凝管。尽快送检。拒收出现凝块、溶血、ACD抗凝的标本。

【异常结果解读】

(1) X连锁低丙种球蛋白血症B淋巴细胞成熟缺陷(CD19和HLA-DR减低),T淋巴细胞正常或增高。

（2）先天性胸腺萎缩 T 淋巴细胞发育受损（CD2 和 CD3 减低，CD4/CD8 比率增高）。

（3）严重联合免疫缺陷病（SCID）B 淋巴细胞（CD19 和 HLADR）、T 淋巴细胞（CD2、CD3）减低。

（4）主要组织相容性复合物 Ⅱ 缺陷 B 淋巴细胞（CD19）和 T 淋巴细胞正常（CD2、CD3），HLADR 缺乏。

（5）易变免疫缺陷病（CVID）B 淋巴细胞（CD19、HLADR）和 T 淋巴细胞（CD2、CD3）正常，CD4/CD8 比率正常或减低。

（6）Wiscott-Aldrich 综合征 T 淋巴细胞减低，CD4/CD8 比值正常。

表 47　急性白血病免疫表型常用标记抗体

细　　胞	标　　记
造血干细胞前体细胞	CD34，HLA-DR，TdT
髓系细胞	cMPO，CD13，CD33，CD117，CD15
单核系细胞	CD64，CD14，CD11b，CD11c，溶菌酶
红系细胞	CD71，CD235a
巨核系细胞	CD41，CD61，CD36
B 淋巴细胞系	CD19，CD20，CD10，CD22，cCD79a
T 淋巴细胞系	CD3，CD5，CD7，CD1a，CD2，CD4，CD8
自然杀伤细胞	CD56

表 48　急性髓细胞性白血病（AML）形态学分类和免疫表型

AML 形态学分类	免疫表型通常阳性
原始粒细胞	CD11b，CD13，CD15，CD33，CD117，HLA-DR
早幼粒细胞	CD13，CD33
粒-单核细胞	CD11b，CD13，CD14，CD15，CD32，CD33，HLA-DR

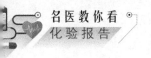

（续表）

AML 形态学分类	免疫表型通常阳性
单核细胞	CD11b, CD11c, CD13, CD14, CD33, CD65, HLA-DR
髓样树突状细胞	CD11c, CD80, CD83, CD86
嗜碱性粒细胞	CD11b, CD13, CD33, CD123, CD203c
肥大细胞	CD13, CD33, CD117
红细胞	血型糖蛋白,血影蛋白,ABH 抗原,碳酸酐酶1, HLA-DR
巨核细胞	CD34, CD41, CD42, CD61,血管性血友病因子

表 49　淋巴瘤或淋巴细胞白血病免疫表型

肿　瘤	免　疫　表　型
不成熟 B 细胞肿瘤	
-原始淋巴细胞白血病,淋巴母细胞淋巴瘤	TDT＋, CD10＋, CD19＋, CD20＋/－, cCD22＋, CD34 ＋/－, CD45 ＋/－, cCD79a ＋, CD24 ＋, PAX5＋
成熟 B 细胞肿瘤	
-慢性淋巴细胞白血病,小淋巴细胞淋巴瘤	CD10－, CD5＋, CD23＋, CD19＋, CD20＋, CD22＋, FMC7－, CD79b, CD43＋, CD200＋
-幼淋巴细胞白血病	CD10－, CD5＋/－, CD23＋/－, CD19＋, CD20＋, CD22＋, CD79a＋, CD79b＋, FMC7＋
-毛细胞白血病	CD11c＋, CD20＋, CD25＋, CD103＋, Annexin A1＋, CD22＋, CD123＋, TBX21＋, FMC7＋, CD200＋, Cyclin D1＋
淋巴瘤	
-淋巴浆细胞性淋巴瘤	CD10 －, CD5 －, CD19 ＋, CD20 ＋, CD22 ＋, CD79a＋, CD103－, CD23－
-套细胞淋巴瘤	CD10－, CD5＋, CD23－, Cyclin D1＋, FMC7＋, BCL2＋, CD43＋, BCL6－

肿　瘤	免　疫　表　型
-滤泡性淋巴瘤	CD10＋, CD5－, CD19＋, CD20＋, CD22＋, CD79a＋, BCL2＋, BCL6＋, CD43－
-边缘区 B 细胞淋巴瘤,黏膜相关淋巴组织型,淋巴结型	CD10－, CD5－, CD20＋, CD23－, CD43－, CD79a＋, Annexin A1－
-脾脏型 B 细胞淋巴病	CD5－, CD20＋, CD23－, CD72＋, Annexin A1－, CD25－, CD103－, CD123－, CD11c－, CD10－
-弥漫大 B 细胞淋巴瘤	CD19＋, CD20＋, PAX 5＋, CD22＋, CD79a＋
-原发性纵隔大 B 细胞淋巴瘤	CD19＋, CD20＋, CD22＋, CD79a＋, PAX 5＋, BoB1＋, OCT2＋, PU1＋, CD22＋, CD79a＋, PAX 5＋
- Burkitt 淋巴瘤	CD10＋, CD20＋, CD19＋, CD38＋, CD77＋, CD43＋
-Burkitt 样淋巴瘤	CD19＋, CD20＋, CD79a＋, PAX 5＋, TdT－
浆细胞肿瘤	
-骨髓瘤	CD19－, CD38＋, CD45－/＋, CD56＋, CD138＋, CD27－, CD81－
-浆细胞性白血病,浆细胞瘤	除 CD19－, CD56－外,其余同上
-Waldenstrom 巨球蛋白血症	CD5＋/－, CD10－, CD20＋, CD19＋, CD22＋, CD38＋/－
霍奇金淋巴瘤	
-结节性淋巴细胞为主型	RCL6＋, CD22＋, CD45＋, CD19＋, CD20＋, CD79a＋, CD15＋, CD30＋/－, BoB 1＋, OCT 2＋, PAX 5＋
-结节硬化型,富于淋巴细胞型	CD15＋, CD30＋, CD45－, CD79a＋, CD20－/＋, PAX 5＋

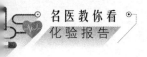

（续表）

肿　　瘤	免 疫 表 型
-混合细胞型,淋巴细胞消减型	CD15＋, CD30＋, CD45－, CD79a＋, CD20－/＋
T 细胞肿瘤	
不成熟 T 细胞肿瘤	
-原始淋巴细胞性白血病,淋巴母细胞性淋巴瘤	TdT＋, CD2＋/－, cCD3＋/－, CD1a＋/－, CD5＋/－, CD7＋/－, CD4＋/－, CD8＋/－
成熟 T 细胞肿瘤	
白血病	
-T 幼淋巴细胞白血病	TdT－, CD1a－, CD2＋, CD3＋, CD5＋, CD7＋, CD52＋
-T 大颗粒淋巴细胞白血病	CD2＋, CD8＋, CD3＋, CD57＋
淋巴瘤	
结外 T/NK 细胞淋巴瘤,鼻型	CD2＋, cCD3－, CD5－, CD56＋
皮肤 T 细胞淋巴瘤,Sezary 综合征	CD3＋, CD7－, CD4＋, CD8－, CD26－, CD279＋
血管免疫母细胞性 T 细胞淋巴瘤	CD10＋, CD3＋, CD4＋, CXCL13＋, PD1＋, BCL6＋, ICOS＋, CD2＋, CD5＋, CD8＋
外周 T 细胞淋巴瘤	CD5－, CD7－, CD4＋/CD8－比 CD4/CD8 双阳性或双阴性多见
皮下脂膜炎样 T 细胞淋巴瘤	CD8＋, Perforin＋, GrB＋, TIA1＋
肠病相关 T 细胞淋巴瘤	CD4－, CD103＋, CD3＋, CD5－, CD7＋, CD8－

肿　瘤	免　疫　表　型
肝脾 T 细胞淋巴瘤	CD3＋，CD5－，CD8＋/－，CD4－，CD56＋/－
成人 T 细胞白血病/淋巴瘤	CD2＋，CD3＋，CD5＋，CD7－，CD8－，CD4－
间变性大细胞淋巴瘤	TdT＋，ALK＋，CD2＋/－，CD3－/＋，CD4－/＋，CD8－/＋，CD13－/＋，CD25＋/－，CD30＋，CD33－/＋，CD45＋，HLA－DR＋，TIA1＋/－，CD5－/＋，CD7＋/－
原发性皮肤 CD30＋间变性大细胞淋巴瘤	与皮肤间变性大细胞淋巴瘤相同
大颗粒淋巴细胞白血病,侵袭性 NK 细胞淋巴瘤	CD2＋，CD5－，CD3－，CD56＋
结外 NK 细胞淋巴瘤,鼻型	CD2＋，cCD3－，CD5－，CD56＋
覃样真菌病	CD2＋，CD3＋，TCRβ＋，CD5＋，CD4＋，CD8－，TCRr－

四、硝基四氮唑蓝还原试验(NBT)

【参考区间】

正常人阳性率＞90％。

【标本采集要求】

全血,采集于绿盖肝素抗凝管。

【异常结果解读】

1. 非病理因素

对应用丙种球蛋白或激素等治疗患者,应在用药前采血。对不依赖氧化反应的细胞内杀菌系统,本试验不能测出。检测

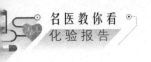

结果应与患者性别、年龄、疾病状态进行综合分析。

2. 病理性因素

用于吞噬细胞功能障碍性筛检；鉴别细菌感染还是病毒感染。慢性肉芽肿患者阳性细胞率一般≤30%，性连锁携带者阳性细胞率40%～70%。

五、溶菌酶(LYS)

【参考区间】

放免法：血清或体液9～17 μg/ml；尿＜4 μg/ml。

【标本采集要求】

血清，采集于红盖或黄盖促凝管。浆膜腔积液标本或至少50 ml 随机尿标本。

【异常结果解读】

(1) 血液和体液中溶菌酶增高：急性粒单细胞白血病、慢性粒单细胞白血病、慢性髓细胞白血病、结核、结节病、巨幼细胞性贫血、急性细菌感染、溃疡性结肠炎、局限性结肠炎或 Crohn 病、肾功能不全、肾移植排斥、尿路感染、肾盂肾炎、肾小球肾炎或肾炎。

(2) 尿液中溶菌酶增高：肾功能不全、肾移植排斥、尿路感染、肾盂肾炎、肾小球肾炎、肾炎、急性或慢性粒单细胞白血病、慢性髓细胞白血病等。

六、白细胞介素-6

【参考区间】

化学发光法：＜3.4 pg/mL。

【标本采集要求】

血清或血浆,采集于红盖或黄盖促凝管,紫盖 EDTA 或绿盖肝素抗凝管。拒收溶血、脂血的标本。

【异常结果解读】

增高:炎症(如类风湿性关节炎或其他自身免疫性疾病),感染、败血症、某些癌症、糖尿病、心血管疾病或中风。

七、免疫球蛋白定量

【参考区间】

免疫比浊法:IgG 8.6~17.4 g/L; IgA 1.0~4.2 g/L; IgM 男性 0.3~2.2 g/L,女性 0.5~2.8 g/L; IgD 0.001~0.004 g/L; IgE 0.000 1~0.009 g/L。

警告值:极高免疫球蛋白常见于高黏度血症和高钙血症。

【标本采集要求】

血清,采集于红盖或黄盖促凝管。拒收溶血标本。

【异常结果解读】

1. 非病理因素

IgG 减低:服用苯妥英、泼尼松龙药物。

2. 病理性因素

(1) IgA 增高:淋巴增殖性疾病、Berger 肾病、慢性感染、自身免疫性疾病或肝病。IgE 增高:过敏性疾病、寄生虫感染、免疫性疾病、IgE 骨髓瘤、获得性免疫缺陷综合征或类天疱疮。IgG 增高:慢性肉芽肿性感染、感染性疾病、炎症、骨髓瘤或肝病。IgM 增高:原发性胆汁瘀积性肝硬化,感染性疾病(布氏杆菌病

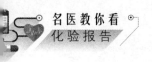
或疟疾),Waldenstrom巨球蛋白血症或肝病。

(2) IgA 减低:肾病综合征、蛋白丢失性肠病、先天性缺乏症、淋巴细胞白血病、共济失调毛细血管扩张症或慢性窦肺病。IgE:低丙种球蛋白血症,肿瘤(乳腺、支气管、宫颈)或共济失调毛细血管扩张症。IgG 减低:先天性或获得性缺乏症、淋巴细胞白血病、肾病综合征或蛋白丢失性肠病。IgM 减低:先天性缺乏症、淋巴细胞白血病或肾病综合征。

八、轻链 KAPPA(κ-LC)和 LAMBDA(λ-LC)定量

【参考区间】

免疫比浊法。血清:κ-LC 5.7~26.3 mg/L,λ-LC 3.3~19.4 mg/L,κ-LC/λ-LC 0.26~1.65;尿液:κ-LC 1.4~24.2 mg/L,λ-LC 0.2~6.7 mg/L,κ-LC/λ-LC 2.04~10.37。

【标本采集要求】

空腹血清,采集于红盖或黄盖促凝管。24 小时尿或随机尿。

【异常结果解读】

增高:浆细胞疾病、肾功能异常、原发性淀粉样变性、炎症、神经系统疾病或肿瘤。

九、游离轻链

【参考范围】

免疫比浊法。κ 型游离轻链:3~19 mg/L;λ 型游离轻链:6~26 mg/L;κ/λ 比为 0.26~1.65。

【标本采集要求】

血清或血浆,采集于红盖、黄盖促凝管或绿盖肝素抗凝管。

拒收溶血、脂血的标本。

【异常结果解读】

(1) 增高且比值异常:多发性骨髓瘤、原发性淀粉样变、意义不明的单克隆免疫球蛋白病(MGUS)。

(2) 增高不伴比值异常:结缔组织病、炎症、神经系统疾病或部分肿瘤。

十、循环免疫复合物(CIC)

【参考区间】

阴性(Raji 细胞免疫复合物测定)。

【标本采集要求】

血清,采集于红盖或黄盖促凝管。拒收溶血标本。

【异常结果解读】

阳性:胶原血管病、肾小球肾炎、肿瘤性疾病、疟疾、原发性胆汁瘀积性肝硬化、慢性肝炎、细菌性心内膜炎或血管炎。

十一、总补体(CH50)

【参考区间】

比色法:50～100 U/ml。

【标本采集要求】

血清,采集于红盖或黄盖促凝管。拒收溶血标本。

【异常结果解读】

1. 非病理因素

待测血清应新鲜,否则会影响检测结果。

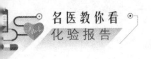
2. 病理性因素

(1) 增高:急、慢性炎症,组织损伤或某些恶性肿瘤等。

(2) 减低:反复微生物感染,自身免疫性疾病(如系统性红斑狼疮、脉管炎),遗传性血管水肿,各种肾病(如肾小球性肾炎、狼疮肾炎、膜性肾炎、IgA 肾病),营养不良,败血症或血清病(免疫复合物相关疾病)等。

十二、补体(C3, C4)

【参考区间】

免疫比浊法。C3:0.7～1.4 g/L; C4:0.1～0.4 g/L。

【标本采集要求】

血清,采集于红盖或黄盖促凝管。

【异常结果解读】

(1) C3 减低:系统性红斑狼疮(SLE)、免疫复合物病、急性肾小球肾炎、先天性 C3 缺乏症、膜增殖性肾小球肾炎、感染性心内膜炎、免疫复合物型血清病、自身免疫性或慢性活动性肝炎。

(2) C4 减低:免疫复合物病、活动性 SLE、感染性心内膜炎、先天性 C4 缺乏症、遗传性血管性水肿、高丙种球蛋白血症或冷球蛋白性血管炎。

十三、冷球蛋白(CRYO)

【参考区间】

阴性。

【标本采集要求】

空腹血清,采集于红盖或黄盖促凝管。拒收溶血、脂血的标本。

【异常结果解读】

1. 非病理因素

冷球蛋白血症多为继发性,常伴已知疾病。

2. 病理性因素

阳性:感染(如 Lyme 病,传染性单核细胞增多症、丙型肝炎或 HIV/AIDS),肾病,自身免疫性疾病(如系统性红斑狼疮、类风湿性关节炎、Sjögren 综合征),多发性骨髓瘤、淋巴瘤、淋巴细胞性白血病或血管炎。

十四、C 反应蛋白(CRP, hsCRP)

【参考区间】

免疫比浊法:≤6.0 mg/L。

心血管病最低风险:hsCRP < 0.6 mg/L;低风险:hsCRP 0.7~1.1 mg/L;中等风险:hsCRP 1.2~1.9 mg/L;高风险:hsCRP 2.0~3.8 mg/L;最高风险:hsCRP 3.0~4.9 mg/L;hsCRP ≥ 5.0 mg/L 为急性炎症性疾病。

【标本采集要求】

空腹血清,采集于红盖或黄盖促凝管。拒收溶血、脂血的标本。

【异常结果解读】

1. 非病理因素

(1) 增高:肥胖、妊娠末期、口服避孕药或激素替代治疗会导致假阳性结果。

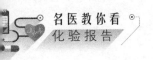
(2) 减低:服用非甾体类消炎药(如阿司匹林、布洛芬、萘普生)或他汀类药。

2. 病理性因素

增高:细菌感染的可能或慢性炎症性疾病。

十五、淀粉样 A 蛋白(SAA)

【参考区间】

免疫比浊法:0~10 mg/L。

【标本采集要求】

全血或血清或血浆,采集于红/黄盖促凝管或紫盖 EDTA 抗凝管。

【异常结果解读】

增高:炎症性疾病(急性相蛋白),感染,急性冠脉综合征或恶性疾病。

十六、降钙素原(PCT)

【参考区间】

化学发光法:< 0.5 μg/L。

【标本采集要求】

血清,采集于红盖或黄盖促凝管。拒收枸橼酸盐抗凝标本。

【异常结果解读】

(1) 增高:严重细菌感染(如脑膜炎)、严重败血症或败血症休克。

(2) 减低:病毒感染、自身免疫性疾病或变态(过敏)反应等。

十七、铜蓝蛋白(CER)

【参考区间】

免疫比浊法:250～530 mg/L。

【标本采集要求】

空腹血清,采集于红盖或黄盖促凝管。拒收溶血、EDTA 抗凝的标本。

【异常结果解读】

1. 非病理因素

环境中各种物质,妊娠,服用雌激素、口服避孕药、卡马西平、苯巴比妥或丙戊酸等药物会使 CER 增高。

2. 病理性因素

(1) 增高:肿瘤性疾病(白血病、霍奇金淋巴瘤或其他癌症)、炎症、系统性红斑狼疮、类风湿性关节炎或原发性胆汁性肝硬化。

(2) 减低:肝豆状核变性(常 < 100 mg/L)、肾病综合征、进展性肝病、吸收不良、全肠外营养或 Menkes 病。

十八、α1 抗胰蛋白酶(α1AT, A1AT, AAT)

【参考区间】

免疫比浊法:0.9～2.0 g/L。

警告值: < 0.7 g/L。

【标本采集要求】

血清,采集于红盖或黄盖促凝管。

【异常结果解读】

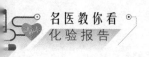

1. 非病理因素

口服避孕药、妊娠或应激会导致假阳性结果。

2. 病理性因素

(1) 增高:为急性相蛋白,在急慢性炎症、感染或肿瘤时会增高。

(2) 减低:纯合子或杂合子抗胰蛋白酶缺乏症或肺水肿。

十九、α2 巨球蛋白(α2M)

【参考区间】

免疫比浊法:1.3～3.0 g/L;婴儿和儿童是成人的 2～3 倍。

【标本采集要求】

血清,采集于红盖或黄盖促凝管。拒收溶血、脂血标本。

【异常结果解读】

1. 非病理因素

增高:口服避孕药、运动、妊娠或雌激素治疗。

2. 病理性因素

(1) 增高:低蛋白血症,如慢性肾炎、肾硬变、膀胱癌、乳腺癌、肺癌、恶性葡萄胎、慢性肝炎、肝硬化、肝癌、自身免疫性疾病或肾病综合征。

(2) 减低:为急性相蛋白,如胰腺炎或前列腺癌。

二十、α1 酸性糖蛋白(α1AG)

【参考区间】

免疫比浊法:50～120 mg/dl。

【标本采集要求】

血清,采集于红盖或黄盖促凝管。拒收溶血的标本。

【异常结果解读】

1. 非病理因素

是炎症的非特异性标志物,因不能提供诊断信息而应用较少。应用雌激素治疗者会减低。

2. 病理性因素

(1) 增高:为急性相蛋白,炎症、风湿病或恶性肿瘤。

(2) 减低:肾病综合征或蛋白丢失性肠病。

(胡传玺　胡晓波)

第二节　自身免疫病实验诊断

一、抗核抗体(ANA)

【参考区间】

间接免疫荧光法:阴性。

警告值:滴度≥1:320 提示系统性红斑狼疮(SLE)。

【标本采集要求】

空腹血清,采集于红盖或黄盖促凝管。拒收溶血、脂血、污染的标本。

【异常结果解读】

1. 非病理因素

老年人(特别是＞80岁),服用苯妥英、乙琥胺、普里米酮、

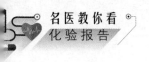
甲基多巴、肼屈嗪、卡马西平、青霉素、普鲁卡因胺、氯丙嗪、灰黄霉素或噻嗪类药物可使抗核抗体呈假阳性。应用免疫抑制剂治疗会使抗核抗体呈假阴性。

2. **病理性因素**

(1) 阳性或增高:系统性红斑狼疮(SLE,滴度＞1∶160)、慢性活动性肝炎、类风湿性关节炎、硬皮病、混合结缔组织病、坏死性血管炎或干燥综合征。

(2) 阳性核型。均质型:SLE、药物诱发性狼疮或混合结缔组织病;周边型:SLE;斑点型:SLE、干燥综合征、硬皮病、多肌炎、类风湿性关节炎或混合结缔组织病;核仁型:硬皮病或多肌炎。

二、抗核提取物抗体(ENA)

【参考区间】

免疫印迹法:阴性。

【标本采集要求】

空腹血清,采集于红盖或黄盖促凝管。拒收溶血、脂血的标本。

【异常结果解读】

1. 非病理因素

应用免疫抑制剂治疗会使 ENA 呈假阴性。3％～5％的白种人抗核抗体(ANA)呈阳性,而且 10％～37％的 65 岁以上健康人 ANA 为阳性。

2. **病理性因素**

(1) ENA 复合物、抗 RNP、抗 Sm、抗 Smith 抗体阳性:系统

性红斑狼疮、类风湿性关节炎、干燥综合征或混合结缔组织病。

(2) 抗 Scl-70 抗体阳性:硬皮病。

(3) 抗 SS-B(La)抗体阳性:干燥综合征(25%～50%),系统性红斑狼疮(5%～10%)或进行性系统性硬化症(PSS)(5%～10%)。

(4) 抗 RNP(U1)抗体阳性:混合结缔组织病(95%～100%),系统性红斑狼疮(20%～30%)或进行性系统性硬化症(15%～25%)。

(5) 抗 Smith 抗体阳性:系统性红斑狼疮(30%～35%)或肾病。

(6) 抗 SS-A(Ro)抗体阳性:干燥综合征(60%～70%),系统性红斑狼疮(40%～50%),进行性系统性红斑狼疮(5%～10%)。

(7) 抗 Jo-1 抗体阳性:多肌炎(18%～20%),肺纤维化。

三、抗单链脱氧核糖核酸(ssDNA)

【参考区间】

ELISA 法:阴性。

【标本采集要求】

血清,采集于红盖或黄盖促凝管。拒收溶血、脂血、血浆的标本。

【异常结果解读】

1. 非病理因素

应用免疫抑制剂治疗会使 ssDNA 呈假阴性。为了更准确判断 ssDNA 水平,ssDNA 必须和 dsDNA 同时测定。

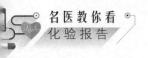
2. 病理性因素

增高:系统性红斑狼疮、慢性活动性肝炎、传染性单核细胞增多症、胆汁瘀积性肝硬化或其他自身免疫性疾病。

四、抗双链脱氧核糖核酸(dsDNA)

【参考区间】

间接免疫荧光法:< 1∶10。放免法:≤ 20%。

警告值:明显增高提示活动性系统性红斑狼疮(systemic lupus erythematosus, SLE)。

【标本采集要求】

血清,采集于红盖或黄盖促凝管。拒收溶血、脂血、污染、血浆的标本。

【异常结果解读】

1. 非病理因素

应用免疫抑制剂会使 dsDNA 呈假阴性。服用普鲁卡因胺或肼屈嗪会使 dsDNA 呈假阳性。

2. 病理性因素

增高:SLE、Sjögren 综合征或混合结缔组织病。

五、抗核糖体抗体(rRNP)

【参考区间】

免疫印迹法:阴性。

【标本采集要求】

血清,采集于红盖或黄盖促凝管。拒收脂血、细菌污染物、血浆或体液标本。

【异常结果解读】

阳性:系统性红斑狼疮。

六、抗着丝点抗体

【参考区间】

免疫印迹法:阴性。

【标本采集要求】

血清,采集于红盖或黄盖促凝管。拒收有溶血、脂血的标本。

【异常结果解读】

阳性:局限型硬皮病。

七、抗中性粒细胞胞质抗体(ANCA)

【参考区间】

ELISA 法: ANCA ＜ 1∶20; 髓过氧化物酶抗体 (MPO) ＜ 19 AU/ml 或阴性;丝氨酸蛋白酶 (PR3) ＜ 19 AU/ml 或阴性。

【标本采集要求】

血清,采集于红盖或黄盖促凝管。拒收溶血、脂血、污染、血浆、尿液或其他体液的标本。

【异常结果解读】

1. 非病理因素

应用激素会影响检测结果。

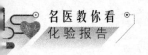

2. 病理性因素

(1) 血管炎。PR3 阳性、胞质型抗中性粒细胞抗体(c-ANCA)或核周型抗中性粒细胞抗体(p-ANCA):活动性肉芽肿或Wegener 肉芽肿。MPO 阳性、p-ANCA:镜下多血管炎、肾小球肾炎,伴多血管炎嗜酸性肉芽肿病(Churg Strauss 综合征)、Goodpasture 综合征、其他自身免疫性疾病(如 SLE、类风湿性关节炎或 Sjögren 综合征)。

表 50　不同疾病 PR3 与 MPO 抗体之间的关系

疾　　病	c-ANCA 图像 (PR3 抗体)	p-ANCA 图像 (MPO 抗体)
Wegener 肉芽肿病	90％活动性疾病,60％～70％ 非活动性疾病	＜10％
镜下多血管炎	30％	60％
Churg Strauss 综合征	罕见	50％～80％
结节性多动脉炎	罕见	罕见

(2) 炎症性肠病。ANCA 阳性、抗酿酒酵母抗体(ASCA)阴性:溃疡性结肠炎。ANCA 阴性、ASCA 阳性:Crohn 病。

八、抗心磷脂抗体(ACA)

【参考区间】

ELISA 法。IgG:0～14 GPL(IgG 磷脂单位)或阴性;IgM:0～12 MPL(IgM 磷脂单位)或阴性。IgA:阴性。

【标本采集要求】

血清,采集于红盖或黄盖促凝管。拒收溶血、脂血、污染、血浆或体液的标本。

【异常结果解读】

1. 非病理因素

应用免疫抑制剂会使 ACA 呈假阴性。

2. 病理性因素

阳性或增高:抗磷脂抗体综合征或慢性丙型肝炎。

九、抗肾小球基膜抗体

【参考区间】

间接免疫荧光法:阴性。

【标本采集要求】

血清,采集于红盖或黄盖促凝管。

【异常结果解读】

1. 非病理因素

应用免疫抑制剂会影响检测结果。

2. 病理性因素

阳性:肺出血肾炎综合征。

十、抗乙酰胆碱受体抗体(AChR)

【参考区间】

ELISA 法:乙酰胆碱受体结合抗体 $\leqslant 0.02$ nmol/L 或阴性;乙酰胆碱受体阻滞抗体 $\leqslant 15\%$ 或阴性;乙酰胆碱受体调解抗体 $\leqslant 20\%$ 或阴性。

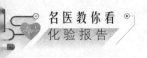

【标本采集要求】

血清,采集于红盖或黄盖促凝管。拒收溶血、脂血、污染标本。

【异常结果解读】

1. 非病理因素

应用免疫抑制剂会影响检测结果。

2. 病理性因素

增高:重症肌无力(85%～95%)、某些胸腺瘤、小细胞肺癌、自身免疫性肝病或 Eaton-Lambert 肌强直综合征。

十一、类风湿因子(RF)

【参考区间】

免疫比浊法:< 15 U/ml。

【标本采集要求】

血清,采集于红盖或黄盖促凝管。拒收溶血、脂血、污染标本。

【异常结果解读】

1. 非病理因素

增高:老年人。

2. 病理性因素

增高:类风湿性关节炎(70%～90%)、系统性红斑狼疮、慢性炎症进程、感染、肝病、多发性骨髓瘤、肉瘤、肺纤维化或干燥综合征。

表51 不同自身免疫性疾病类风湿因子情况

诊　　断	≥150 U/ml	≥50 U/ml	≥100 U/ml
类风湿性关节炎	66%	46%	26%
干燥综合征	62%	52%	33%
系统性红斑狼疮	27%	10%	3%
混合结缔组织病	23%	13%	6%
硬皮病	44%	18%	2%
多肌炎	18%	0	0
反应性关节炎	0	0	0
骨关节炎	25%	4%	4%
健康人	13%	0	0
诊断灵敏度	66%	46%	26%
诊断特异度	74%	88%	95%

十二、抗环瓜氨酸肽抗体(CCP)

【参考区间】

ELISA 法：＜19 单位或阴性。

【标本采集要求】

血清，采集于红盖或黄盖促凝管。拒收溶血、黄疸、脂血、尿液或血浆的标本。

【异常结果解读】

1. 非病理因素

应用免疫抑制剂会影响检测结果。

2. 病理性因素

阳性：类风湿性关节炎(69%～83%)或其他自身免疫性疾病(如系统性红斑狼疮、Graves 病、Sjögren 综合征和感染)。

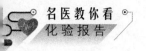
十三、抗可溶性肝抗原/肝胰抗原抗体(SLA/LP)

【参考区间】

ELISA 法:抗可溶性肝抗原(SLA)0～20 U 或阴性;正常人 P/N 值＜2.1。

【标本采集要求】

血清,采集于红盖或黄盖促凝管。拒收溶血、脂血、污染的标本。

【异常结果解读】

1. 非病理因素

应用免疫抑制剂会影响检测结果。

2. 病理性因素

阳性:自身免疫性肝炎(100％)。

十四、抗1型肝肾微粒体抗体(LKM)

【参考区间】

ELISA 法:＜1：20 或阴性。

【标本采集要求】

血清,采集于红盖或黄盖促凝管。拒收溶血、脂血的标本。

【异常结果解读】

1. 非病理因素

应用免疫抑制剂会影响检测结果。

2. 病理性因素

阳性:2 型自身免疫性肝炎或其他自身免疫性疾病(如 IA 型糖尿病、慢性淋巴细胞性甲状腺炎)。

十五、抗肝细胞溶质抗原 1 型抗体(LC1)

【参考区间】

ELISA 法:阴性。

【标本采集要求】

血清,采集于红盖或黄盖促凝管。拒收溶血、黄疸、脂血、尿液或血浆的标本。

【异常结果解读】

1. 非病理因素

应用免疫抑制剂会影响检测结果。

表52　不同肝胆疾病与自身抗体的关系

抗　　体	1型 AIH	2型 AIH	AIH 和 PBC	PBC	PSC
抗核抗体	＋	＋	＋	＋	
抗中性粒细胞胞质抗体					＋
抗肝肾微粒体抗体		＋			
抗肝细胞溶质抗原 1 型抗体		＋			
抗可溶性肝抗原/肝胰抗原抗体	＋	＋		＋	
抗线粒体抗体			＋	＋	

注:AIH,自身免疫性肝炎;PBC,原发性胆源性胆管炎;PSC,原发性硬化性胆管炎。

2. 病理性因素

阳性:2 型自身免疫性肝炎。

十六、抗线粒体抗体(AMA)和抗线粒体 M2 抗体(AMA M2)

【参考区间】

间接免疫荧光法:阴性 (1∶100 稀释)。

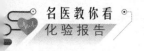

【标本采集要求】

血清,采集于红盖或黄盖促凝管。拒收溶血、脂血、血浆的标本。

【异常结果解读】

1. 非病理因素

应用免疫抑制剂会使 AMA 呈假阴性,1％的正常个体可呈阳性。

2. 病理性因素

阳性:原发性胆源性胆管炎(85％～95％患者),慢性活动性肝炎(25％～30％患者)或隐性肝硬化(25％～30％患者)。

十七、平滑肌抗体(ASMA)

【参考区间】

免疫印迹法:阴性。

【标本采集要求】

血清,采集于红盖或黄盖促凝管。拒收溶血、脂血的标本。

【异常结果解读】

阳性:1 型自身免疫性肝炎 (≥1∶80),原发性胆源性胆管炎 (≥1∶80) 或传染性单核细胞增多症、丙型肝炎或某些癌症。

十八、抗肌内膜抗体

【参考区间】

免疫印迹法:阴性。

【标本采集要求】

血清,采集于红盖或黄盖促凝管。拒收有溶血、脂血的标本。

【异常结果解读】

阳性:乳糜泻和疱疹样皮炎。

十九、抗麦醇溶蛋白抗体(DGP)

【参考区间】

ELISA 法:＜25 U。

【标本采集要求】

血清,采集于红盖或黄盖促凝管。拒收溶血、脂血的标本。

【异常结果解读】

阳性:饮食不符性乳糜泻。

二十、抗谷氨酰胺转移酶抗体(tTG)

【参考区间】

免疫印迹法:阴性。

【标本采集要求】

血清,采集于红盖或黄盖促凝管。拒收溶血、脂血的标本。

【异常结果解读】

表53　各类抗体表现与乳糜泻的诊断

tTG-IgA	IgA	tTG-IgG	DGP-IgA	DGP-IgG	诊　　断
阳性	正常	未做	未做	未做	假定为乳糜泻
阴性	正常	阴性	阴性	阴性	症状不是乳糜泻所致
阴性	减低	阳性	阴性	阳性	可能为乳糜泻(tTG-IgA、DGP-IgA 假阴性由于 IgA 缺乏所致)
阴性	正常	阴性	阳性	阳性 (或未做)	可能为乳糜泻(<3 岁儿童可能)

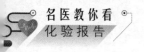
阳性:乳糜泻(灵敏度90%～98%,特异度94%～97%)和疱疹样皮炎。

二十一、内因子抗体

【参考区间】

免疫印迹法:阴性或 0.93～1.2 AU/ml。

【标本采集要求】

血清,采集于红盖或黄盖促凝管。拒收有溶血、脂血标本。

【异常结果解读】

阳性(≥1.53 AU/ml):恶性贫血(>50%患者,伴维生素B_{12}减低,甲基丙二酸和同型半胱氨酸增高)或其他自身免疫性疾病(如 1A 型糖尿病、Hashimoto 甲状腺炎、Addison 病、Graves 病)。

二十二、壁细胞抗体(AGPA, APCA)

【参考区间】

免疫印迹法:阴性。

【标本采集要求】

血清,采集于红盖或黄盖促凝管。拒收溶血、脂血的标本。

【异常结果解读】

阳性:恶性贫血(>90%患者),胃炎(>50%患者),甲状腺炎(30%)或其他自身免疫性疾病。

(胡传玺　胡晓波)

第三节　感染性疾病实验诊断

一、甲型肝炎病毒抗体(Anti HAV、抗 HAV)

【参考区间】

ELISA 法:阴性。

【标本采集要求】

血清,采集于红盖或黄盖促凝管。拒收溶血、脂血、肝素抗凝的标本。

【异常结果解读】

HAV-IgM 阳性:急性甲型肝炎感染。HAV-IgG 阳性:曾经甲型肝炎感染。

表54　甲型肝炎病毒抗体可能的结果解释

HAV-IgM	HAV-IgG 或总抗体(IgG＋IgM)	结果提示
阳性	未做	急性或近期甲型肝炎感染
阴性	阳性	非活动性感染,但既往有甲型肝炎暴露史;对甲型肝炎产生免疫力或近期接种甲型肝炎疫苗
未做	阳性	既往有甲型肝炎暴露史,但不能排除急性感染
未做	阴性	近期或既往无甲型肝炎感染;如有风险,推荐接种疫苗

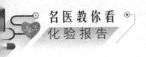
二、乙型肝炎病毒表面抗原(HBsAg)

【参考区间】

ELISA 法:定性阴性。化学发光法:定量 < 0.05 IU/ml。

【标本采集要求】

血清,采集于红盖或黄盖促凝管。拒收溶血、脂血、肝素抗凝的标本。

【异常结果解读】

阳性:急性或慢性乙型肝炎感染。

表 55　乙型肝炎病毒抗原/抗体可能的结果解释

HBsAg	抗 HBs	抗 HBc (IgG+IgM)	抗 HBc IgM	HBeAg	抗 HBe	HBV DNA	可能解释
阴性	阴性	阴性	阴性	未做	未做	未做	非活动性或先前感染;没有免疫力,推荐接种疫苗;可能为潜伏阶段
阴性	阳性	阴性	未做	未做	未做	未做	疫苗免疫
阴性	阳性	阳性	未做	未做	未做	未做	感染缓解;若免疫系统抑制,病毒会重新激活
阳性	阴性	阳性/阴性	阳性	阳性/阴性	阴性	检出	急性感染,常有症状;有传染性;可能是慢性感染的爆发
阴性	阴性	阳性	阳性	阴性	阳性	未检出	急性感染恢复期
阳性	阴性	阳性	阴性	阳性/阴性	阴性/阳性	检出	常为活动性慢性感染(肝损)
阳性	阴性	阳性	阴性	阴性	阳性	未检出/检出/检出,但浓度极低	慢性感染,但肝损风险低,携带者状态

三、乙型肝炎病毒表面抗体(Anti-HBs、抗 HBs)

【参考区间】

ELISA 法:定性阴性。化学发光法:定量 < 10 U/L。

【标本采集要求】

血清,采集于红盖或黄盖促凝管。拒收溶血、脂血、肝素抗凝的标本。

【异常结果解读】

阳性:注射乙型肝炎病毒疫苗后(若注射疫苗后浓度 > 10 U/L提示有保护作用)或感染乙型肝炎病毒后(在 HBsAg 消失后几周出现)。

四、乙型肝炎病毒 e 抗原(HBeAg)

【参考区间】

ELISA 法:定性阴性。化学发光法:定量 < 1.0。

【标本采集要求】

血清,采集于红盖或黄盖促凝管。拒收溶血、脂血、肝素抗凝的标本。

【异常结果解读】

阳性:有乙型肝炎病毒易感性。

五、乙型肝炎病毒 e 抗体(Anti-HBe、抗 HBe)

【参考区间】

ELISA 法:定性阴性。化学发光法:定量 > 1.0。

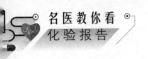
【标本采集要求】

血清,采集于红盖或黄盖促凝管。拒收溶血、脂血的标本。

【异常结果解读】

阳性:不能排除乙型肝炎感染,特别是有基因型感染患者。

六、乙型肝炎病毒核心抗体(Anti-HBc、抗 HBc)

【参考区间】

ELISA 法:定性阴性。化学发光法:定量＜1.0。

【标本采集要求】

血清,采集于红盖或黄盖促凝管。拒收溶血、脂血、肝素抗凝的标本。

【异常结果解读】

阳性:乙型肝炎。Anti-HBc 是乙型肝炎病毒感染后首先出现的抗体,在急性感染恢复期持续时间最长。

七、乙型肝炎病毒核心 IgM 抗体(Anti-HBcIgM、抗 HBcIgM)

【参考区间】

ELISA 法:定性阴性。化学发光法:定量＜1.0。

【标本采集要求】

血清,采集于红盖或黄盖促凝管。拒收溶血、脂血、肝素抗凝的标本。

【异常结果解读】

阳性:是乙型肝炎急性感染的指标。

八、乙型肝炎病毒外膜蛋白前 S1 抗原(PreS1)

【参考区间】

ELISA 法:阴性。

【标本采集要求】

血清,采集于红盖或黄盖促凝管。拒收溶血标本。

【异常结果解读】

阳性:乙型肝炎病毒处于复制期,特别是 HBeAg 阴性时可判断病毒是否复制。

九、乙型肝炎病毒外膜蛋白前 S2 抗原(PreS2)

【参考区间】

ELISA 法:阴性。

【标本采集要求】

血清,采集于红盖或黄盖促凝管。拒收溶血标本。

【异常结果解读】

阳性:乙型肝炎病毒处于活动期并有较大传染性。

十、乙型肝炎病毒 DNA(HBV DNA)

【参考区间】

实时荧光基因扩增法:乙肝病毒 DNA $< 0.5 \times 10^2$ IU/ml。

【标本采集要求】

血清,采集于红盖或黄盖促凝管。拒收肝素抗凝标本。

【异常结果解读】

阳性:急性乙型肝炎病毒感染,说明血清有易感性,目前用

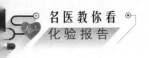

于评价乙型肝炎疗效。丙氨酸氨基转移酶(ALT)增高,但HBeAg 阴性的患者需测定 HBV DNA。

十一、丙型肝炎病毒抗体(Anti-HCV、抗 HCV)

【参考区间】

ELISA 法:定性阴性;化学发光法:定量＜0.9。

【标本采集要求】

血清,采集于红盖或黄盖促凝管。拒收溶血、脂血、肝素抗凝的标本。

【异常结果解读】

阳性:丙型肝炎。在报告阳性结果前,应采用重组免疫印迹试验(RIBA)确诊。临床高度怀疑 HCV 感染,即使 Anti-HCV 阴性,也需做 HCV RNA,尤其是免疫抑制剂治疗或急性肝炎发作期患者。约25％ HIV/AIDS 患者伴丙型肝炎感染。

十二、丙型肝炎病毒 RNA(HCV RNA)

【参考区间】

实时荧光基因扩增法:丙肝病毒 RNA ＜ 1×10^3 IU/ml。

【标本采集要求】

血清,采集于红盖或黄盖促凝管、紫盖 EDTA 抗凝管。拒收肝素抗凝标本。

【异常结果解读】

阳性:丙型肝炎。检测 HCV RNA 用于确诊当前感染和监测治疗。在治疗前,为了评价疗效需定量测定病毒量,若治疗 12

周病毒下降量＜ 2×10^3 IU/ml, 说明治疗反应差。

表 56　丙肝抗体 RNA 可能的结果解释

抗 HCV	HCV RNA	HCV 感染
阴性	未做	未感染或感染极早期,实验结果不准确;或高度怀疑需随后继续检测
阳性/不确定	阴性	未感染,可能假阳性或既往感染
阳性/弱阳性/不确定	阳性	当前感染

十三、丁型肝炎病毒抗体(Anti-HDV、抗 HDV)

【参考区间】

ELISA 法:阴性。

【标本采集要求】

血清,采集于红盖或黄盖促凝管。

【异常结果解读】

阳性:丁型肝炎。丁型肝炎病毒是一种复制缺陷的 RNA 病毒,需包被在乙型肝炎病毒表面才能成为感染性病毒。HBsAg 阳性者需测丁型肝炎。

十四、戊型肝炎病毒抗体(Anti-HEV、抗 HEV)

【参考区间】

ELISA 法:阴性。

【标本采集要求】

血清,采集于红盖或黄盖促凝管。

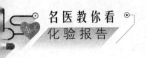
【异常结果解读】

阳性:戊型肝炎病毒感染。

十五、庚型肝炎病毒 IgG 抗体(Anti-HGVIgG、抗 HGVIgG)

【参考区间】

ELISA 法:阴性。

【标本采集要求】

血清,采集于红盖或黄盖促凝管。

【异常结果解读】

阳性:庚型肝炎病毒感染。

十六、人免疫缺陷病毒抗体(Anti-HIV、抗 HIV)

【参考区间】

ELISA 法:阴性。化学发光法:＜1.0。

【标本采集要求】

血清,采集于红盖或黄盖促凝管。拒收溶血、脂血的标本。

【异常结果解读】

1. 非病理因素

15 个月以下新生儿因携带母体抗体可导致酶免疫测定(EIA)或免疫印迹法(Western Blot 法)假阳性结果。

2. 病理性因素

阳性:感染后 3～12 周血液中可出现 HIV 抗体。若抗 HIV 阴性,怀疑暴露,需做 HIV 抗原/抗体检测。

十七、人免疫缺陷病毒 P24 抗原

【参考区间】

化学发光法:阴性。

【标本采集要求】

血清,采集于红盖或黄盖促凝管。拒收溶血、脂血的标本。

【异常结果解读】

P24 用于 HIV 感染早期检测以及供者血液 HIV 筛选,也可用于抗 HIV 治疗监控和疾病进展评估。P24 可在抗体产生前数天检出 HIV 感染,可定量检测 HIV 表达强度,预示疾病进展。

宜使用 HIV 抗原/抗体检测筛查 HIV 感染;阳性结果用第二种试剂验证;若两者结果不一致,需做 HIV RNA 检测;若 HIV RNA 结果阳性,考虑为 HIV 阳性。

十八、人免疫缺陷病毒载量

【参考区间】

阴性或 < 20 IU/ml。

【标本采集要求】

全血,采集于紫盖 EDTA 抗凝管。

【异常结果解读】

1. 非病理因素

假阴性:标本收集或保存不当,标本中存在抑制物。

2. 病理性因素

阳性:监测 HIV 感染。若 HIV 病毒载量较高,表明 HIV 存在且有复制。若长时间保持 HIV 低病毒载量(40～500 IU/ml)

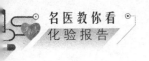

可减轻 HIV 并发症,减慢从 HIV 感染向 AIDS 进展,以延长寿命。

表 57　HIV 筛查与确诊试验和 HIV 感染的关系

HIV 筛查试验 抗 HIV＋P24 抗原	HIV 确诊试验		结果解释
	抗 HIV	HIV RNA	
阴性	/	/	排除 HIV 感染
阳性	阳性	/	确认 HIV 感染
阳性	阴性	阴性	排除 HIV 感染
阳性	阴性	阳性	确认 HIV 感染

十九、人免疫缺陷病毒基因型耐药

【参考区间】

抗逆转录病毒药(蛋白酶抑制剂、逆转录酶抑制剂或整合酶抑制剂):阴性。

【标本采集要求】

血浆,采集于紫盖 EDTA 抗凝管。

【异常结果解读】

(1) 敏感:若患者 HIV-1 基因型无突变不会对特定药物耐受。

(2) 耐受:若患者 HIV-1 基因型突变(如 K103N)会对特定药物耐受。

(3) 证据不足:患者有 HIV-1 基因型突变,但按专家意见并不能得到充分直接或间接证据来判定该病毒对特定药物的耐药。

（4）无法判断：表明所获基因数据质量不高，无法判断是否存在耐药突变。

二十、弓形虫抗体(TOXO-IgG 和 TOXO-IgM)

【参考区间】

ELISA 法：定性阴性。化学发光法，定量 IgG 阴性：<1.6 IU/ml，灰区：1.6～3.0 IU/ml，阳性：≥3.0 IU/ml；IgM 阴性：<0.5 IU/ml，灰区：0.5～0.6 IU/ml，阳性：≥0.6 IU/ml。

【标本采集要求】

血清，采集于红盖或黄盖促凝管。

【异常结果解读】

阳性：弓形虫感染。TOXO-IgM 阳性提示新近感染，TOXO-IgG 阳性提示既往感染或新近感染。若弓形虫 DNA 阳性，为活动性弓形虫感染。

表58 弓形虫抗体结果与临床意义

IgM	IgG	解　释
阴性	阳性	既往感染
阴性	阴性	未感染或感染早期
阳性	阴性	感染早期，新生儿提示先天性感染
阳性	阳性	新近感染，慢性感染，若感染恢复后几个月 IgM 再阳性说明复发

二十一、风疹病毒抗体(RUBE-IgG 和 RUBE-IgM)

【参考区间】

ELISA 法：定性阴性。化学发光法，定量 IgG 阴性：0～

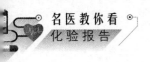
4.9 IU/ml,灰区:5.0～9.9 IU/ml,阳性:≥10.0 IU/ml;IgM 阴性:＜1.2 IU/ml,灰区:1.2～1.6 IU/ml,阳性:≥1.6 IU/ml。

警告值:IgM 抗体阳性提示急性感染或注射疫苗。

【标本采集要求】

血清,采集于红盖或黄盖促凝管。

【异常结果解读】

阳性:风疹病毒感染。RUBE-IgM 阳性:近期感染风疹病毒,RUBE-IgG 阳性:既往感染。偶见与体内其他蛋白质成分出现交叉反应使 RUBE-IgM 假阳性。风疹病毒主要传播途径为分泌物经呼吸道传播,孕妇感染后,可通过胎盘传染给胎儿,引起先天性风疹综合征,导致器官缺损或畸形,如先天性心脏病、先天性白内障等。人体感染风疹病毒后可获终生免疫力。

表59　不同年龄风疹病毒结果与相应解释

年　龄	RUBE-IgM	RUBE-IgG	解　　释
成人/儿童	阳性	阳性或阴性	新近感染
成人/儿童	/	阳性	曾经感染或接种疫苗
新生儿	阳性	/	先天性感染
新生儿	/	阳性	母体免疫,被动免疫可持续 6～12 个月
任何年龄	阴性	阴性	无当前或先前感染;无免疫力;因免疫系统减弱导致无免疫反应或免疫反应低

二十二、巨细胞病毒抗体(CMV-IgG 和 CMV-IgM)

【参考区间】

ELISA 法:定性阴性。化学发光法,定量 IgG 阴性:0～

6 IU/ml；IgM 阴性：＜0.85 IU/ml，灰区：0.85～1.0 IU/ml，阳性 ≥ 1.60 IU/ml。

【标本采集要求】

血清，采集于红盖或黄盖促凝管。拒收溶血、污染或尿液的标本。全血、血浆或组织标本可用做 PCR 检测。

【异常结果解读】

1. 非病理因素

出现类风湿因子、嗜异性凝集或水痘会使 CMV-IgM 假阳性。

2. 病理性因素

阳性：巨细胞病毒感染。CMV-IgM 阳性见于新近感染，CMV-IgG 阳性见于既往感染，若患者 2～3 周后重复测定，CMV-IgG 结果增高 4 倍以上即可提示活动性 CMV 感染。人类普遍易感，可长期携带。孕妇感染后，可通过胎盘感染胎儿，引起胎儿先天性畸形，甚至导致流产或死胎。若 CMV DNA 阳性，为巨细胞病毒感染，新生儿活动性感染。

表 60　巨细胞病毒抗体结果与相应临床意义

CMV-IgM	CMV-IgG	解　　释
阴性	阴性	未感染；其他原因；免疫系统不能产生足量抗体
阳性	阴性	新近活动性原发性感染；再次暴露 CMV；潜伏 CMV 再激活
阳性	阳性(滴度增高 4 倍)	活动性原发性感染或潜伏感染再激活
阴性	阳性	曾经暴露(原发感染后免疫)；潜伏感染

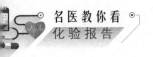
二十三、单纯疱疹病毒抗体(HSV-IgG 和 HSV-IgM)

【参考区间】

ELISA 法:阴性。

警告值:HSV-IgM 抗体阳性或 HSV-IgG 抗体增高 4 倍以上提示新近感染。

【标本采集要求】

血清,采集于红盖或黄盖促凝管。或脑脊液、玻璃体液标本。

【异常结果解读】

阳性:单纯疱疹病毒感染。HSV DNA 和培养阳性提示活动性疱疹感染。

二十四、单纯疱疹病毒(HSV)抗原

【参考区间】

ELISA 法:阴性。

警告值:脑脊液中检出 HSV。

【标本采集要求】

喉、颊黏膜、宫颈或生殖道拭子,水疱拭子或液体,支气管肺泡灌洗液或组织。拒收全血、骨髓、干拭子、伤口拭子或藻酸钙拭子的标本。

【异常结果解读】

阳性:单纯疱疹病毒感染,主要有 HSV-1 和 HSV-2 两个亚型。HSV-1 常引起口腔周围水疱或唇疮疹。HSV-2 常引起生殖器周围病变。

表 61　各型单纯疱疹病毒对应疾病与相应的实验室结果

病毒	疾病表现	病毒培养	血清学	抗原检测	DNA 扩增
HSV-1	皮肤病变	＋＋＋	＋＋＋	＋－	＋＋＋
	CNS 感染	/	/	/	＋＋＋
HSV-2	生殖道病变	＋＋＋	＋＋	＋－	＋
	CNS 感染	/	/	/	＋＋＋
VZV	皮肤病变	＋＋	＋	＋＋	＋＋＋
	CNS 感染	/	＋＋	/	＋＋＋
CMV	单核细胞增多样病变	－	＋＋＋	－	－
	新生儿病变	＋＋＋	＋＋	－	＋＋＋
	免疫功能低下系统性感染	＋	＋	＋＋	＋＋＋
	CNS 感染	－	＋	－	＋＋＋
EBV	单核细胞增多样病变	－	＋＋＋	－	－
	免疫功能低下系统性感染	－	＋	＋	＋＋＋
	CNS 感染	－	＋	－	＋＋＋
HHV-6	幼儿急疹	＋－	＋＋＋	－	－
	CNS 感染	/	＋＋	/	＋＋＋
HHV-8	卡波西肉瘤	－	＋	－	＋＋＋

注:CMV,巨细胞病毒;CNS,中枢神经系统;EBV, EB 病毒;HHV,人疱疹病毒;VZV,水痘疱疹病毒。

二十五、EB 病毒抗体(EBV)

【参考区间】

ELISA 法:EB 病毒衣壳抗原(VCA)-IgG ＜ 17.9 U/ml 或 ＜ 1∶10 或阴性;EB 病毒衣壳抗原(VCA)-IgM ＜ 35.9 U/ml 或 ＜ 1∶10 或阴性;抗 EBV 核抗原(EBNA) ＜ 1.5 或阴性。抗 EBV 早期抗原(EA-D)阴性。

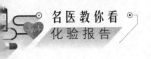

【标本采集要求】

血清,采集于红盖或黄盖促凝管。拒收污染、尿液标本。

表62　各EB病毒抗体在EBV感染各期的实验室结果

EBV 抗体	无EBV 感染	早期原发 EBV感染	活动性 EBV感染	既往 EBV感染	解　释
VCA-IgM	−	+	−/+	−	首先出现,4～6周后消失
VCA-IgG	−	+	+	+	急性感染阶段存在,2～4周达最高峰,而后下降,终身存在
EBNA-IgG	−	−	−	+	感染2～4个月后出现,终身存在
EA-D IgG	−	−	+	−	急性感染阶段存在,而后消失,20%患者持续存在
嗜异性 IgM	/	+	/	/	伴随单核,儿童可假阴性

【异常结果解读】

(1) VCA IgG＞1∶10 或阳性:近期或曾经感染。

(2) VCA IgM＞1∶10 或阳性:近期或复发感染。

(3) EBNA≥1.5 或阳性:曾经感染。

二十六、呼吸道合胞病毒抗体(RSV-IgG, RSV-IgM)

【参考区间】

ELISA 法:阴性。

警告值:阳性。

【标本采集要求】

血清,采集于红盖或黄盖促凝管。拒收溶血、黄疸、脂血、细菌污染或血浆的标本。鼻咽部拭子、洗液或穿刺液可用做 PCR 检测。

【异常结果解读】

1. 非病理因素

标本采集不当或窗口期可使 RSV 结果假阴性。

2. 病理性因素

阳性:呼吸道合胞病毒感染可能,确诊需病毒培养阳性和病毒基因检测阳性。是婴幼儿下呼吸道疾病中最常见病毒,阳性患者主要表现为细支气管炎或肺炎,也可出现呼吸暂停。老年人感染会引起严重肺炎,可能发展成为成人呼吸窘迫综合征。

二十七、呼吸道合胞病毒抗原(RSV)

【参考区间】

ELISA 法:阴性。

【标本采集要求】

鼻咽分泌物、拭子、灌洗液或气管穿刺物。及时送检。拒收已干拭子。

【异常结果解读】

同呼吸道合胞病毒抗体测定项目。方法有高灵敏度(85%～95%)和高特异度(95%～99%)。

二十八、副流感病毒抗体(PARA)

【参考区间】

ELISA 法:阴性。

【标本采集要求】

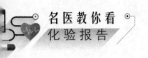
血清,采集于红盖或黄盖促凝管。拒收溶血、脂血、浑浊、细菌或血浆的标本。

【异常结果解读】

阳性:感染副流感病毒可能。主要通过密切接触或飞沫传播,可引起儿童或成人上呼吸道感染,部分患者会引起严重哮喘。

二十九、水痘带状疱疹病毒抗体(VZM)

【参考区间】

ELISA 法:阴性。

警告值:阳性。

【标本采集要求】

血清,采集于红盖或黄盖促凝管。CSF 标本。拒收溶血、黄疸、污染的标本。全血、组织、病变皮肤或脑脊液标本均可用作 PCR 检测。

【异常结果解读】

(1)血清 VZM-IgG 和 VZM-IgM 阳性:新近感染水痘带状疱疹病毒可能或既往感染 VZV 可能。仅 VZM-IgM 阳性提示新近感染 VZV 可能,新生儿多为先天性 VZV 感染。若病毒培养阳性或高滴度 VZV DNA 阳性可诊断为活动性 VZV 感染。水痘是儿童呼吸道传染病,传染性强,临床表现为全身性皮肤和黏膜疱疹,预后良好,产生终生免疫力。带状疱疹多发生于有水痘病史的成人、老人或免疫力低下者,临床表现为沿神经分布,串联成带的疱疹。

(2)脑脊液 VZM 阳性:中枢神经系统 VZV 感染。

三十、腺病毒抗体(ADV Ab)

【参考区间】

ELISA法:阴性。

【标本采集要求】

血清,采集于红盖或黄盖促凝管。

【异常结果解读】

阳性:新近感染或既往感染腺病毒,有51种血清型,其中1～8、11、21、31、35、37、40和41型与临床疾病有关。

三十一、人轮状病毒抗原(RV Ag)

【参考区间】

凝集法:阴性。

【标本采集要求】

最好采集发病早期5天内腹泻粪便。拒收添加防腐剂标本或尿布标本。

【异常结果解读】

阳性:人轮状病毒感染可能。

三十二、人乳头瘤病毒DNA或mRNA(HPV DNA或mRNA)

【参考区间】

基因扩增法:阴性。

【标本采集要求】

宫颈涂片、活检物、刮擦物、液基细胞标本或肛门生殖器组织。

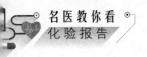
【异常结果解读】

阳性:人乳头状瘤病毒(HPV)感染。多引起尖锐湿疣,是一种性传播疾病,男性好发于阴茎冠状沟和龟头,女性好发于阴唇、肛周和阴道。HPV低危基因型包括6和11型,常与生殖器疣有关。HPV高危基因型包括16、18、31、33、35、39、45、51、52、56、58、59、66和68型,常与宫颈癌及其癌前病变有关。

三十三、麻疹和腮腺炎病毒抗体

【参考区间】

ELISA法:阴性。

【标本采集要求】

血清,采集于红盖或黄盖促凝管。拒收有溶血、脂血标本。

【异常结果解读】

(1) 未接种疫苗者出现麻疹或腮腺炎IgM抗体:可能为新发麻疹或腮腺炎感染。IgM和IgG抗体同时出现或急性期与恢复期IgG抗体浓度增高4倍,可能出现新发或近期麻疹或腮腺炎感染。麻疹或腮腺炎病毒RNA阳性,提示当前病毒感染。

(2) 接种过疫苗和(或)先前感染者:如出现麻疹或腮腺炎IgG抗体可抵抗再次感染。如未出现IgG抗体,就不具有病毒免疫力,可能是未曾暴露,或没有足够时间产生IgG抗体,或患者不具有正常抗体应答。

表 63　麻疹或腮腺炎病毒 IgM 和 IgG 实验室结果与可能的解释

IgM	IgG	可能的解释
阳性	阴性	感染早期
阳性	阳性(急性期与恢复期标本上升,只有在 IgM 抗体检测阴性的情况下)	新近感染
阴性	阳性	先前感染或接种疫苗
阴性	阴性	未感染;无免疫力;因免疫系统损害而无或免疫应答减弱

三十四、病毒血清学

【参考区间】

阴性。

警告值:脊髓灰质炎病毒抗体滴度增加 4 倍以上。

【标本采集要求】

血清,采集于红盖或黄盖促凝管。

【异常结果解读】

阳性:脊髓灰质炎病毒(小儿麻痹症可能),柯萨奇病毒(无菌性脑膜炎、疱疹性咽峡炎、手足口病或心肌炎可能),流行性乙型脑炎病毒(脑炎或脑膜炎可能)感染可能。

三十五、嗜异性凝集

【参考区间】

胶乳凝集法:阴性或 ＜1∶64 阴性。

【标本采集要求】

血清,采集于红盖或黄盖促凝管。

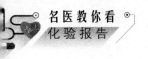

【异常结果解读】

阳性:传染性单核细胞增多症、淋巴瘤、狼疮或某些胃肠道癌。

三十六、冷凝集素(COLD)

【参考区间】

凝集法:＜1∶16阴性。

【标本采集要求】

血清,采集于红盖或黄盖促凝管。拒收溶血、脂血、污染、血浆、脑脊液的标本。

【异常结果解读】

阳性:肺炎支原体感染(约75％),传染性单核细胞增多症(约60％),巨细胞病毒感染,某些癌症(如淋巴瘤、白血病或多发性骨髓瘤),细菌感染(军团菌病、梅毒),寄生虫感染(如疟疾)或病毒感染(如 HIV、流感、CMV、EBV、丙型肝炎病毒)。

三十七、肥达反应(WR)

【参考区间】

凝集法:伤寒 H＜1∶160, O＜1∶80;副伤寒 A＜1∶80, B＜1∶80, C＜1∶80。

【标本采集要求】

血清,采集于红盖或黄盖促凝管。

【异常结果解读】

阳性:辅助诊断伤寒或副伤寒。O 抗体效价增高可拟诊为伤寒,但不能区别伤寒或副伤寒,按所产生 H、A、B、C 抗体效价才能诊断为伤寒或副伤寒。若 H 和 O 抗体效价高于参考值或增高 4 倍以上,则伤寒可能性很大。若 H 抗体效价高而 O 抗体效价正常,则可能是接种疫苗或非特异性反应。世界卫生组织(WHO)认为多种情况会影响肥达反应结果,不推荐使用该试验。可用血培养、粪培养、尿液培养或骨髓液培养,或者用伤寒快速抗体试验来替代。

三十八、布氏杆菌凝集试验(Bagg)

【参考区间】

凝集法:＜1∶40 阴性。

【标本采集要求】

血清,采集于红盖或黄盖促凝管。拒收溶血、脂血、污染的标本。

【异常结果解读】

阳性:布氏杆菌感染可能,IgG 阳性提示新近感染或既往感染,IgM 阳性提示新近感染。诊断时,应考虑凝集效价增高 4 倍以上或效价在 1∶80 或 1∶160 以上。布氏杆菌与土拉弗朗西斯菌抗原及抗体存在交叉反应。

三十九、抗链球菌溶血素 O 滴度(ASO，ASLO)

【参考区间】

免疫比浊法:成人 ＜ 200 IU/ml；儿童 ＜ 100 IU/ml。

【标本采集要求】

血清,采集于红盖或黄盖促凝管。拒收溶血、肝素抗凝的标本。

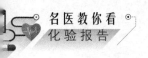
【异常结果解读】

1. 非病理因素

(1) 增高:β载脂蛋白浓度增高。

(2) 减低:服用某些抗生素或皮质类固醇。

2. 病理性因素

增高:上呼吸道链球菌感染后80％急性风湿热或95％急性肾小球肾炎,急性期和恢复期ASO滴度差达4倍以上可诊断为近期上呼吸道链球菌感染。咽拭子培养或快速链球菌试验是诊断链球菌性咽喉炎的最佳方法。

四十、芽生菌血清学

【参考区间】

阴性。

【标本采集要求】

血清,采集于红盖或黄盖促凝管。拒收脂血、污染、体液的标本。

【异常结果解读】

1. 非病理因素

与组织胞浆菌、南美芽生菌和球孢子菌有交叉反应。

2. 病理性因素

阳性:近期感染或活动性感染可能。

四十一、耶尔森菌血清学

【参考区间】

凝集法:阴性。

警告值:滴度＞1∶1 280 诊断小肠结肠炎耶尔森菌。滴度＞1∶16 诊断鼠疫耶尔森菌。

【标本采集要求】

血清,采集于红盖或黄盖促凝管。拒收溶血、黄疸、脂血、浑浊和污染的标本。

【异常结果解读】

1. 非病理因素

与伯氏疏螺旋体菌、其他细菌和促甲状腺免疫球蛋白存在交叉反应。

2. 病理性因素

阳性:耶尔森菌感染可能。

四十二、组织胞浆菌血清学

【参考区间】

凝集法:阴性。

【标本采集要求】

血清,采集于红盖或黄盖促凝管。拒收脂血、污染的标本。

【异常结果解读】

阳性:组织胞浆菌感染可能。

四十三、肺炎支原体血清学

【参考区间】

ELISA 法:＜0.1 U/L 或阴性。

【标本采集要求】

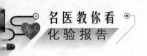

血清,采集于红盖或黄盖促凝管。拒收溶血、黄疸、脂血、污染的标本。痰液、支气管肺泡灌洗液、鼻咽部或喉部拭子、其他呼吸道液体或肺组织可用做肺炎支原体 PCR 检测。

【异常结果解读】

阳性:肺炎支原体感染可能。IgM 抗体阳性或 IgG 抗体 4 倍增高:提示活动性或新近肺炎支原体感染。IgG 抗体阳性:再次感染。肺炎支原体 DNA 阳性,表示体内有肺炎支原体存在。

四十四、沙眼衣原体血清学

【参考区间】

凝集法:阴性。

【标本采集要求】

血清,采集于红盖或黄盖促凝管。子宫颈拭子、尿液或宫内膜拭子可用做衣原体检测。

【异常结果解读】

阳性:活动性沙眼衣原体感染可能。沙眼衣原体在形态上很难与肺炎衣原体和鹦鹉热衣原体鉴别。

四十五、衣原体抗体血清学

【参考区间】

ELISA 法:阴性。

【标本采集要求】

血清,采集于红盖或黄盖促凝管。

【异常结果解读】

阳性:滴度≥1∶64倍提示鹦鹉热或性病淋巴肉芽肿,或急性期和恢复期滴度差达4倍以上有助于确诊。

四十六、立克次体血清学

【参考区间】

凝集法:阴性,滴度<1∶80。

警告值:阳性,滴度增高4倍以上。

【标本采集要求】

血清,采集于红盖或黄盖促凝管。拒收溶血、脂血或污染的标本。

【异常结果解读】

阳性:立克次体感染可能。IgG抗体阳性:近期感染或既往感染立克次体。

四十七、钩端螺旋体血清学

【参考区间】

凝集法:阴性。

警告值:滴度≥1∶100提示新近感染或疾病活动期。

【标本采集要求】

血清,采集于红盖/黄盖促凝管或绿盖肝素抗凝管。拒收溶血、脂血、污染和其他体液标本。

【异常结果解读】

阳性:钩端螺旋体感染可能。IgM抗体阳性:近期感染,滴度常≥1∶100。

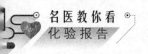

四十八、疏螺旋体抗体

【参考区间】

ELISA 法:阴性。

【标本采集要求】

血清,采集于红盖或黄盖促凝管。拒收溶血、脂血、污染、脑脊液或血浆的标本。

【异常结果解读】

阳性:疏螺旋体感染引起 Lyme 病可能。IgM 抗体阳性,IgG 或免疫印迹法(Western blot)试验阴性提示近期感染,也可能是假阳性。IgM、IgG、Western blot 试验阳性提示 Lyme 病可能。IgG 和 Western blot 试验阳性提示感染后期或既往感染。若聚合酶链反应(PCR)阳性说明伯氏疏螺旋体菌感染。

表 64　疏螺旋抗体结果与可能的解释

IgM 抗体	IgG 抗体	Western blot 试验	解　释
阳性	阳性	阳性	如症状体征一致,可能是 Lyme 病
阴性	阳性	阳性	既往感染
阴性	阴性	阴性	未感染;抗体水平太低
阳性	阴性	阴性	早期感染或交叉反应导致 IgM 试验假阳性
阴性	阳性	阴性	既往感染或交叉反应导致 IgG 试验假阳性

四十九、念珠菌血清学

【参考区间】

凝集法:阴性。

【标本采集要求】

血清,采集于红盖或黄盖促凝管。拒收体液标本。

【异常结果解读】

阳性:念珠菌感染可能,约88%内脏真菌病血清学试验结果会阳性。

五十、曲霉菌血清学

【参考区间】

凝集法:阴性。

【标本采集要求】

血清,采集于红盖或黄盖促凝管。拒收脂血标本。

【异常结果解读】

阳性:曲霉菌感染可能。

五十一、新型隐球菌荚膜抗原

【参考区间】

阴性。

【标本采集要求】

血清,采集于红盖或黄盖促凝管。

【异常结果解读】

阳性:感染新型隐球菌可能。本法较印度墨汁法敏感,较抗体测定法更特异。

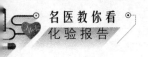

五十二、孢子丝菌血清学

【参考区间】

凝集法:阴性。

警告值:滴度＞1:128 提示存在肺部或系统性病变。

【标本采集要求】

血清,采集于红盖或黄盖促凝管。拒收溶血、脂血的标本。

【异常结果解读】

阳性:孢子丝菌感染可能。

五十三、球孢子菌血清学

【参考区间】

凝集法:阴性。

警告值:滴度＞1:16 提示弥漫性病变。

【标本采集要求】

血清,采集于红盖或黄盖促凝管。

【异常结果解读】

阳性:球孢子菌感染可能。

五十四、粪便幽门螺杆菌抗原(Hp)

【参考区间】

金标法:阴性。

【标本采集要求】

新鲜粪便。拒收组织、胃液标本。

【异常结果解读】

1. 非病理因素

假阴性：服用抗生素、质子泵抑制剂或铋剂。

2. 病理性因素

阳性：幽门螺杆菌感染引起消化性溃疡。血清学阳性提示当前或既往感染。粪便抗原试验阳性提示急性感染(灵敏度和特异度＞90％)。粪便检测应在根除治疗后至少4周做。

五十五、快速血浆反应素(RPR)

【参考区间】

凝集法：阴性。

【标本采集要求】

血清，采集于红盖或黄盖促凝管。拒收CSF或其他体液标本。

【异常结果解读】

阳性：梅毒感染可能。RPR阳性结果需用血清荧光密螺旋体抗体(FTA-ABS)法或梅毒螺旋体明胶颗粒凝集试验(TPPA)法确诊。类风湿关节炎、狼疮、传染性单核细胞增多症、麻风病、疟疾、妊娠或毒瘾可使RPR假阳性。而TPPA法对原发性梅毒诊断灵敏度为86％，继发性梅毒为100％，新近梅毒为100％。结缔组织病、麻风病或传染性单核细胞增多症可使TPPA结果假阳性。

五十六、血清荧光密螺旋体抗体(FTA-ABS)

【参考区间】

荧光显微镜：未见发荧光的梅毒螺旋体。

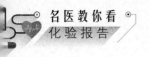

警告值:阳性是妊娠梅毒血清学诊断依据。

【标本采集要求】

血清,采集于黄盖或红盖促凝管。拒收溶血、脂血、污染、脑脊液、血浆或其他体液的标本。

【异常结果解读】

1. 非病理因素

阳性:妊娠。

2. 病理性因素

阳性:梅毒,其他密螺旋体病(Yaws 病、Pinta 病、非性病梅毒)或系统性红斑狼疮。

五十七、性病研究实验室试验(VDRL)

【参考区间】

ELISA 法:阴性。

【标本采集要求】

血清,采集于红盖或黄盖促凝管。拒收溶血、脂血、脑脊液或其他体液的标本。

【异常结果解读】

阳性:梅毒或其他密螺旋体病(如 Yaws 病、Pinta 病或非性病性梅毒),系统性红斑狼疮或其他自身免疫性疾病,传染性单核细胞增多症,人免疫缺陷病毒,不典型肺炎,疟疾,麻风病,斑疹伤寒,鼠咬热或回归热。VDRL 阳性结果需用血清荧光密螺旋体抗体(FTA-ABS)法或梅毒螺旋体体明胶颗粒凝集试验(TPPA)法确诊。

五十八、梅毒螺旋体镜检

【参考区间】

暗视野显微镜:未见运动活泼、两端尖直的小螺旋。

警告值:阳性。

【标本采集要求】

梅毒初期取下疳分泌物;二期梅毒取梅毒疹、病灶渗出物或局部淋巴结穿刺液。需立即送检。

【异常结果解读】

阳性:梅毒感染。聚合酶链反应(PCR)阳性说明存在梅毒。

表 65 各期梅毒的实验室结果

梅毒分期	暗视野显微镜	RPR	VDRL	TPPA	免疫测定	FTA-ABS
初期下疳(10~90 天)	+	+/−	+/−	/	/	/
二期梅毒疹(6 周~6 个月)	/	+	+	+	+	+
三期发病(初期 10 年~30 年)	/	+/−	+/−	+	+	+

（盛　欢　胡晓波）

第四节　肿瘤相关抗原测定

一、癌胚抗原(CEA)

【参考区间】

化学发光法:≤5 ng/ml。

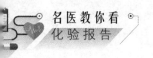

【标本采集要求】

血清,采集于红盖或黄盖促凝管。拒收血浆标本。

【异常结果解读】

1. 非病理因素

增高:吸烟。3~4个月胎儿的肠、胰腺和肝组织中也存在CEA。

2. 病理性因素

增高:有助于癌症分期、判断预后,监测治疗或复发。结直肠癌、胰腺癌或癌转移(常 > 20 ng/ml),食道、胃、小肠、肝、乳腺、卵巢、肺或甲状腺癌(常轻度增高),良性病变如炎症、肝硬化、消化性溃疡、溃疡性结肠炎、直肠息肉、肺气肿或良性乳腺病(常 < 10 ng/ml)。

二、甲胎蛋白(AFP)

【参考区间】

化学发光法:≤7 ng/ml。

【标本采集要求】

血清,采集于红盖或黄盖促凝管。拒收溶血、血浆标本。

【异常结果解读】

1. 非病理因素

增高:妊娠。

2. 病理性因素

增高:有助于诊断、监测治疗或复发肝细胞癌(常>1 000 ng/ml),卵巢癌、睾丸癌等生殖细胞肿瘤,肝病(肝硬化、肝炎),胃癌、结肠癌、肺癌、乳腺癌、淋巴癌或神经管缺陷(如脊柱裂)。

三、甲胎蛋白异质体(AFP-L3)

【参考区间】

化学发光法:＜10.0％。

【标本采集要求】

血清,采集于红盖或黄盖促凝管。拒收血浆标本。

【异常结果解读】

1. 非病理因素

增高:妊娠。

2. 病理性因素

用于评估慢性肝病者肝癌危险度。当 AFP 和 AFP-L3 明显增高时,提示近1～2年内发展为肝癌危险度增加,且存活率小。慢性肝炎或肝硬化者 AFP、AFP-L3 呈波动性增高。

四、总前列腺特异性抗原(TPSA)和游离前列腺特异性抗原(FPSA)

【参考区间】

化学发光法:TPSA 0～4 ng/ml; FPSA＞25％。

【标本采集要求】

血清,采集于红盖或黄盖促凝管。拒收溶血标本。

【异常结果解读】

1. 非病理因素

增高:直肠指检后,服用非那雄胺、度他雄胺或抗雄激素类药物。

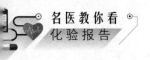

2. 病理性因素

增高:有助于筛查、诊断、监测治疗或复发。良性前列腺增生、前列腺癌、或前列腺炎。FPSA 有助于鉴别 PSA 在 4~10 ng/ml、数字直肠检查阴性或年龄 50~75 岁的前列腺癌或良性前列腺病变患者,有助于评价前列腺癌的浸润性。良性前列腺细胞产生更多 FPSA,而不会与蛋白质结合成复合 PSA(cPSA),因此,FPSA 减低,cPSA 增高,前列腺癌风险增加。

五、神经元特异性烯醇化酶(NSE)

【参考区间】

化学发光法:0~17 ng/ml。

【标本采集要求】

血清,采集于红盖或黄盖促凝管。拒收溶血、血浆的标本。

【异常结果解读】

增高:小细胞肺癌、干细胞肿瘤、神经内分泌肿瘤或缺氧后昏迷辅助诊断,多用于监测肿瘤复发。

六、细胞角蛋白 19 片段(CYFRA 211)

【参考区间】

化学发光法:0~2.08 ng/ml。

【标本采集要求】

血清,采集于红盖或黄盖促凝管。拒收溶血标本。

【异常结果解读】

增高:非小细胞肺癌或头颈部肿瘤,有助于预后判断。

七、糖类抗原

【参考区间】

化学发光法。CA19-9：≤30 U/ml；CA125：男性≤24 U/ml，女性18～49岁≤47 U/ml，女性≥50岁时≤25 U/ml；CA15-3：≤24 U/ml；CA72-4：<8.2 U/ml；CA27-29：<38 U/ml；CA50：0.21～25 U/ml。

【标本采集要求】

血清，采集于红盖或黄盖促凝管。拒收溶血、枸橼酸钠抗凝的标本。

【异常结果解读】

1. 非病理因素

CA125、CA15-3增高：月经和妊娠。CA19-9增高：少数健康人。

2. 病理性因素

(1) CA19-9增高：用于监测治疗和复发，大多数为胰腺癌，增高量与肿瘤大小无关，但大多数外分泌型胰腺癌明显增高。胆囊癌、胆管癌、结直肠癌、胃癌、卵巢癌、肺癌、肝癌、胆结石、囊性纤维化、甲状腺疾病、肝病、炎症性肠病和胰腺炎。

(2) CA125增高：有助于诊断、监测治疗或复发。上皮源性卵巢癌、输卵管和子宫内膜癌，非卵巢的腹部恶性肿瘤，子宫肌瘤、子宫内膜异位症或盆腔炎。

(3) CA72-4增高：胃癌(>50%患者)，常与CA19-9、CEA联合应用，以监测胃癌治疗的复发。

(4) CA15-3增高：用于监测治疗或复发，转移性乳腺癌(约80%女性患者，诊断灵敏度为60%，特异度为87%，阳性预测值

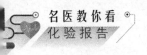
为 91％）。肺癌、胰腺癌、卵巢癌、结肠癌或其他疾病,如肝硬化、肝炎或良性乳腺病。

(5) CA27-29 增高:同 CA15-3 的变化。

(6) CA50 增高:胃肠道肿瘤和胰腺癌。

(7) 人附睾蛋白 4(HE4)增高:上皮源性肿瘤,如卵巢癌。

八、鳞状细胞癌相关抗原(SCC)

【参考区间】

化学发光法:0～1.5 μg/L。

【标本采集要求】

血清,采集于红盖或黄盖促凝管。

【异常结果解读】

增高:非小细胞肺癌或头颈部鳞癌。单独 SCC 测定不能用于解释出现或未出现恶性肿瘤,可用于肿瘤复发监测。

（盛 欢 胡晓波）

第五节 变应原测定

一、总免疫球蛋白 E(IgE)

【参考区间】

免疫比浊法:0～90 IU/ml。

【标本采集要求】

血清,采集于红盖或黄盖促凝管。拒收溶血标本。

【异常结果解读】

(1) 增高:过敏性疾病(如过敏性鼻炎、外源性哮喘、荨麻疹、湿疹等),支气管肺部曲霉菌病、药物变态(过敏)反应、寄生虫病、IgE 骨髓瘤、高 IgE 综合征、Jobs 综合征或免疫调节异常。

(2) 减低:不能排除过敏性疾病,某些变态反应者总 IgE 减低,但过敏源特异性 IgE 增高。

二、嗜酸细胞阳离子蛋白(ECP)

【参考区间】

化学发光法: $\leqslant 24\ \mu g/L$。

【标本采集要求】

血清,采集于红盖或黄盖促凝管。支气管肺泡灌洗液、痰液、鼻腔灌洗液、泪液、空肠灌洗液、粪便或尿液标本。拒收溶血、血浆的标本。

【异常结果解读】

1. 非病理因素

减低:EDTA 抗凝标本或标本处理不当使嗜酸细胞阳离子蛋白外释放受影响。

2. 病理性因素

(1) 血清、尿液、痰液或支气管灌洗液增高:过敏,哮喘或下呼吸道疾病。

(2) 空肠灌洗液、粪便增高:炎症性肠病(溃疡性结肠炎、Crohn 病)或 Wells 综合征等。

(盛　欢　胡晓波)

第五章　临床微生物学检验

第一节　病原微生物镜检、培养与鉴定

一、一般细菌涂片

【参考区间】

1. 血液、脑脊液、胸水、腹水、心包腔积液和关节液：无菌。

2. 分泌物：未找到细菌。

3. 尿液：＜1个细菌/油镜视野。

4. 各部位正常存在微生物群如下。

(1) 口腔和口咽部为绿色链球菌、凝固酶阴性葡萄球菌、韦球菌、梭菌、密螺旋体、拟杆菌、普雷沃菌、丙酸菌、消化链球菌、奈瑟菌、肺炎链球菌、β溶血链球菌、真菌、嗜血杆菌、类白喉杆菌、放线菌、啮蚀艾肯菌、金黄色葡萄球菌和乳酸杆菌。

(2) 鼻和鼻咽部为凝固酶阴性葡萄球菌、绿色链球菌、金黄色葡萄球菌、奈瑟菌、嗜血杆菌和肺炎链球菌。

(3) 外耳部为凝固酶阴性葡萄球菌、类白喉杆菌、芽孢杆菌、微球菌、腐生奈瑟菌、腐生结核分枝杆菌、曲霉菌、格孢菌、青霉菌和念珠菌。

(4) 结膜部为凝固酶阴性葡萄球菌、类白喉杆菌、腐生奈瑟菌和绿色链球菌。

（5）皮肤部为凝固酶阴性葡萄球菌、类白喉杆菌、微球菌、金黄色葡萄球菌、链球菌、芽孢杆菌、不动杆菌、马拉色霉菌、念珠菌和腐生结核分枝杆菌。

（6）泌尿道部为凝固酶阴性葡萄球菌、类白喉杆菌、链球菌、肠球菌、肠杆菌、乳酸杆菌、耻垢分枝杆菌、拟杆菌、消化链球菌和念珠菌。

（7）阴道部为乳酸杆菌、消化链球菌、类白喉杆菌、微球菌、凝固酶阴性葡萄球菌、链球菌、肠球菌、梭菌、拟杆菌、念珠菌和阴道加德纳菌。

（8）胃肠道部小肠为乳酸杆菌、拟杆菌、梭菌、肠球菌、肠杆菌、消化链球菌和念珠菌；大肠为拟杆菌、普雷沃菌、卟啉单胞菌、梭菌、双歧杆菌、优杆菌、消化链球菌、埃希杆菌、克雷白菌、变形杆菌、乳酸杆菌、肠球菌、链球菌、凝固酶阴性葡萄球菌、金黄色葡萄球菌、放线菌和念珠菌。

警告值：脑脊液标本检出革兰阳性菌；下呼吸道标本＞7％细胞的胞质内含吞噬的微生物；无菌性标本检出微生物。

【标本采集要求】

病程早期、症状典型期或急性期、在抗生素或其他抗菌药使用前采集标本。避免外源性污染，2小时内送检。

【异常结果解读】

阳性：有病原菌存在，需做进一步培养和鉴定，以确定病原菌的种类。常见革兰阳性球菌：金黄色葡萄球菌（皮肤感染、中毒性休克综合征）或肺炎链球菌（肺炎）；革兰阴性球菌：脑膜炎奈瑟菌（脑膜炎）或淋病奈瑟菌（性传播性疾病淋病）；革兰阳性

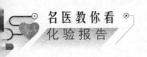

杆菌:炭疽杆菌(皮肤感染、肺炎)或单核李斯特菌(食源性疾病);革兰阴性杆菌:大肠埃希菌(尿路感染)。

二、一般细菌培养及鉴定

【参考区间】

1. 血液、脑脊液、胸腔积液、腹腔积液、心包腔积液、关节液:无菌。

2. 分泌物:未找到细菌。

3. 尿液:＜1个细菌/油镜视野。

警告值。脑脊液:培养阳性;生殖道:妊娠期间发现淋病奈瑟菌或 β 溶血 B 组链球菌。

【标本采集要求】

病程早期、症状典型期或急性期、抗生素或其他抗菌药使用前采集。避免外源性污染,及时送检并接种相应培养基,置于适合环境进行培养。

【异常结果解读】

阳性:有病原菌存在,需做进一步培养和鉴定,以确定病原菌的种类。

三、尿培养加菌落计数

【参考区间】

＜ 10^3 CFU/ml。

【标本采集要求】

严格无菌操作,在未用抗生素前,收集清洁中段晨尿,置于无菌密闭容器,立即送检。必要时可导尿或行膀胱穿刺术,也可以取尿道脓液或分泌物标本。

【异常结果解读】

阳性:清洁尿标本 $\geqslant 10^5$ CFU/ml 提示感染;有症状患者 $\geqslant 10^3$ CFU/ml 也可提示感染;导尿标本 $\geqslant 10^3$ CFU/ml 也考虑感染。肾盂肾炎、膀胱炎、尿道炎和前列腺炎。引起感染的微生物最常见为大肠埃希菌,也可见变形杆菌、克雷白杆菌、肠杆菌、葡萄球菌或不动杆菌,偶见白色念珠菌。

四、粪便培养

【参考区间】

无沙门氏菌、志贺氏菌。

【标本采集要求】

抗生素使用前,留取新鲜黏液、脓血粪便,置于无菌有盖容器,立即送检(1 小时内)。不可用尿不湿上留取的标本。

【异常结果解读】

(1) 革兰阳性菌:有金黄色葡萄球菌、肠球菌属、假丝酵母样真菌或蜡样芽孢杆菌。

(2) 革兰阴性菌:有沙门菌、志贺菌属、致病性大肠埃希菌、气单胞菌属或弧菌属。

(3) 腹泻:最常见的是弯曲杆菌、沙门菌、志贺菌,也可见大肠埃希菌(O157∶H7)、艰难梭菌、气单孢菌、邻单孢菌、小肠结肠炎耶尔森菌、霍乱弧菌或其他弧菌。

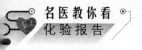

五、O-157大肠埃希菌培养及鉴定

【参考区间】

2天培养无细菌生长。

【标本采集要求】

血液:无菌操作采集静脉血,注入血液培养瓶,送检。

痰:清晨第一次深咳痰,置于密闭清洁容器,送检。

脓液、分泌物标本:用无菌棉拭子直接采取,置于密闭清洁容器,送检。

粪便:肛门拭子或直接留样,置于密闭清洁容器,送检。

【异常结果解读】

阳性:肠出血性大肠埃希菌(EHEC)感染。

六、艰难梭菌毒素

【参考区间】

酶免疫荧光法:阴性。基因扩增法:阴性。

【标本采集要求】

新鲜粪便标本,需立即送检。

【异常结果解读】

毒素和毒素基因阳性:产毒素艰难梭菌引起腹泻或伪膜性肠炎。毒素基因阴性:非产毒素艰难梭菌引起腹泻。毒素和毒素基因均阴性:非艰难梭菌引起腹泻。

七、耐甲氧西林葡萄球菌(MRSA)

【参考区间】

未见耐甲氧西林葡萄球菌。

【标本采集要求】

同一般细菌培养要求。

【异常结果解读】

MRSA 培养或分子检测阳性:鼻腔或伤口部位有细菌存在,是院内感染重要病原菌,多见于免疫缺陷者、老弱者、手术或烧伤者,治疗困难,病死率高。

八、β-内酰胺酶

【参考区间】

头孢噻吩滤纸片法:10 分钟头孢噻吩滤纸为黄色。

碘淀粉测定法:10 分钟碘淀粉复合物为蓝色。

【标本采集要求】

采集疑为产 β-内酰胺酶细菌的标本。

【异常结果解读】

头孢噻吩滤纸片法 10 分钟头孢噻吩滤纸呈红色。碘淀粉测定法 10 分钟碘淀粉复合物呈无色。产 β 内酰胺酶细菌对 β 内酰胺类抗生素耐药,这些药物治疗无效。

九、血培养及鉴定

【参考区间】

5 天培养无细菌生长。

警告值:阳性提示菌血症。

【标本采集要求】

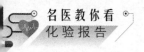

发热初期或抗生素使用前,严格无菌操作,抽取双侧肘静脉血,立即注入相应血培养瓶送检。至少采集双侧肘静脉血,每侧同时采集2份血液标本。儿童每次采集量为10~20 ml,成人每次采集量为20~30 ml。

【异常结果解读】

阳性:有脓毒血症。常见脓毒血症有葡萄球菌菌血症、肠球菌菌血症、革兰阴性杆菌菌血症和厌氧菌菌血症等。

十、痰液细菌培养

【参考区间】

草绿色链球菌卡他双球菌。

【标本采集要求】

晨起后留第一口痰,应在抗生素使用前,尽量留取深部痰液,盛于无菌有盖容器内,立即送检(不超过2小时)。

【异常结果解读】

(1) 革兰阳性菌:有肺炎链球菌、金黄色葡萄球菌、结核分枝杆菌或凝固酶阴性葡萄球菌。

(2) 革兰阴性菌:有脑膜炎奈瑟菌、克雷白菌属、卡他莫拉菌或嗜血杆菌属。

(3) 其他条件致病菌:曲霉菌或假丝酵母菌。

(4) 细菌性肝炎:最常见的是肝炎链球菌,也可只见金黄色葡萄球菌、流感嗜血杆菌、红曲霉菌、肺炎克雷白菌或酿脓链球菌。

(5) 常规细菌培养不能检出微生物:肺炎支原体、肺炎衣原体、军团菌、结核分枝杆菌、杰氏肝囊虫、真菌、病毒或寄生虫。

十一、伤口细菌培养

【参考区间】

2天培养无细菌生长。

【标本采集要求】

用无菌注射器抽取脓液或用无菌棉拭子蘸取深部脓液,立即送检。

【异常结果解读】

(1) 革兰阳性菌:有葡萄球菌属、链球菌属、消化链球菌、破伤风梭菌、炭疽芽孢杆菌或产气荚膜梭菌等。

(2) 革兰阴性菌:有肠杆菌科属、假单胞菌属、梭杆菌属、弧菌属或结核分枝杆菌。

十二、结核菌涂片

【参考区间】

未找到抗酸性杆菌。

【标本采集要求】

痰:最好是清晨第一口痰,盛于无菌干燥密闭容器内。

尿液:最好是晨尿、清洁尿或24小时尿,必要时可无菌导尿,盛于无菌干燥密闭容器内。

粪便:脓性粪便5～10g,盛于无菌干燥密闭容器内(不推荐)。

胃液:空腹时抽取胃液或洗胃液(儿童),盛于无菌干燥密闭容器内。

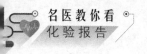

脑脊液、胸水、腹水、关节液等：无菌采集，盛于无菌干燥密闭容器内。

脓液：直接从溃疡处取样，深部脓肿用无菌注射器抽取，置于无菌试管内。

【异常结果解读】

阳性：有抗酸性杆菌感染，有结核病的可能性。当涂片阳性或高度怀疑结核时，应进一步做核酸扩增试验，两者均阳性可确定为结核；若仅核酸扩增阳性，因方法更灵敏，可能是真正的结核，但需再取样做一次核酸扩增，阳性可推定为结核。并需进一步做培养，以确定其种属。

十三、结核菌培养

【参考区间】

阴性。

【标本采集要求】

同结核菌涂片采集要求。若用棉拭采集的标本应直接放置肉汤中培养。

【异常结果解读】

阳性：结核分枝杆菌感染，需进一步做药敏试验，提供治疗指导。培养阴性不能排除活动性结核可能或不存在分枝杆菌可能。

十四、特殊细菌涂片

【参考区间】

革兰染色：未见革兰阴性双球菌。

墨汁负染色法:未见透亮菌体和宽厚荚膜。

Fontana 镀银染色法:未见棕褐色螺旋体。

Neisser 或 Albert 染色:未见异染颗粒。

警告值:墨汁负染色法出现荚膜真菌。

【标本采集要求】

淋球菌:女性用无菌塑料棒涤纶织物拭子,蘸取阴道或宫颈口分泌物。男性排尿后 1 小时采集尿道分泌物。直肠肛拭标本应丢弃第一根污染拭子,将第二根送检。皮损标本应磨碎且保持湿润。采集后置于无菌密闭试管内,立即送检接种。

新型隐球菌:常规脑脊液采集方法。

梅毒螺旋体:梅毒初期取下疳分泌物;二期梅毒取梅毒疹、病灶渗出物或局部淋巴结穿刺液,立即送检。

白喉棒状杆菌:用无菌长棉拭子,取疑为假膜的边缘处;未见假膜者采集鼻咽部或扁桃体黏膜上的分泌物。

【异常结果解读】

(1) 男性尿道分泌物:见较多革兰阴性双球菌,中性分叶核粒细胞内含球菌,可用于男性淋病早期诊断。女性阴道和直肠因含很多正常菌群,需做进一步培养方可确认。

(2) 脑脊液标本墨汁负染法查见透亮菌体和宽厚荚膜,提示隐球菌性脑膜炎。

(3) 查见棕褐色螺旋体,提示梅毒感染。

(4) 查见异染颗粒,疑似白喉,需做进一步培养和鉴定才能确定。

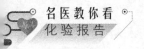

十五、淋球菌培养

【参考区间】

培养无淋球菌生长。

【标本采集要求】

女性用无菌塑料棒涤纶织物拭子,蘸取阴道或宫颈口分泌物。男性排尿后1小时采集尿道分泌物。直肠肛拭标本应丢弃第一根污染拭子,将第二根送检。皮损标本应磨碎且保持湿润。采集后置于无菌密闭试管内,立即送检接种。宫颈内拭子、尿液和子宫内拭子可用作淋病奈瑟菌 PCR 检测。

【异常结果解读】

阳性:提示活动性淋病,需要治疗。对生长细菌需进一步鉴定,如确定为淋病奈瑟菌,未治疗女性可引起慢性盆腔疼痛,输卵管异位妊娠风险和不孕风险增加。未治疗男性可引起前列腺炎、尿道疤痕且不育风险增加。

十六、白喉棒状杆菌培养及鉴定

【参考区间】

2天培养无细菌生长。

【标本采集要求】

用无菌长棉拭子,取疑似假膜的边缘处;未见假膜者采集鼻咽部或扁桃体黏膜分泌物,置于无菌试管内,立即送检接种。

【异常结果解读】

阳性:白喉棒状杆菌感染。

十七、百日咳杆菌培养

【参考区间】

2 天培养无细菌生长。

【标本采集要求】

病程早期、症状典型或急性期、在抗生素或其他抗菌药使用前采集鼻咽拭子。2 小时内送检。拒收外源性污染标本。

【异常结果解读】

培养阳性:百日咳杆菌感染,诊断百日咳。百日咳博德特菌 DNA 聚合酶链反应(PCR)阳性:提示该微生物感染,但其他博德特菌也会阳性。培养和 PCR 阴性不能排除百日咳。

十八、军团菌

【参考区间】

2 天培养无细菌生长。

军团菌滴度:阴性。

【标本采集要求】

采集水样痰、支气管肺泡灌洗液、肺组织或其他呼吸道标本。随机尿标本。

【异常结果解读】

阳性:军团菌病(可疑滴度 ≥ 1∶256;确诊时 4 倍滴度增加,≥ 1∶128)。需结合病史,体格检查和其他辅助检查(如胸片)谨慎评价和解释结果。若尿嗜肺军团菌抗原检测阳性,可能为Ⅰ型血清嗜肺军团菌感染。若军团菌基因扩增试验阳性,可能为军团菌感染,但存在假阳性情况。

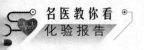
十九、厌氧菌培养及鉴定

【参考区间】

2天培养无细菌生长。

【标本采集要求】

在发热初期或使用抗生素前,严格无菌操作,抽取双侧肘静脉血,注入厌氧血培养瓶中送检。或采集体液,如胸水、腹水、心包腔积液或关节腔积液标本。拒收有厌氧菌正常寄居部位的标本,如喉、直肠、宫颈阴道、痰、粪便。

【异常结果解读】

常见厌氧菌有脆弱拟杆菌和厌氧球菌。好发于肝硬化、糖尿病、尿毒症、恶性肿瘤患者及新生儿。因合并需氧菌感染,临床症状较重而复杂。

二十、真菌涂片

【参考区间】

镜检无真菌。

【标本采集要求】

(1)表面感染真菌:用透明胶带直接贴于皮肤表面,数分钟后取下,直接贴于玻片上镜检。

(2)皮屑:先用75%乙醇消毒,取新发皮损边缘皮屑,盛于清洁纸袋送检。

(3)甲屑:用刀先刮去指甲近尖端下面或背面,再采集甲屑,盛于清洁纸袋送检。

(4)头发:用消毒镊子拔取无光泽病发,有些断发用无菌刀尖挖出,盛于清洁纸袋送检。

(5) 其他标本:按一般细菌涂片方法采集。

【异常结果解读】

阳性:有病原菌存在,需做进一步培养、鉴定,以确定病原菌的种类。

二十一、真菌培养及鉴定

【参考区间】

2 天培养无真菌生长。

【标本采集要求】

同真菌涂片标本采集要求。

【异常结果解读】

病原性真菌按侵犯部位不同分为:浅部感染真菌和深部感染真菌。

(1) 浅表感染真菌:念珠菌引起真菌感染、足癣、股癣、头皮或头发感染、手指或趾甲感染等癣病。

(2) 深部感染真菌:曲霉菌病、芽生菌病、粗球孢子菌病、隐球菌病或组织胞浆菌病。

(3) 真菌培养阴性:需根据标本类型谨慎解释培养结果。对有菌部位,如皮肤,阳性培养常会鉴定存在一种或多种真菌,需考虑是致病性还是机会致病性;对无菌部位,如血液、脑脊液或组织,阳性培养可识别引起感染的真菌。

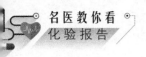
二十二、衣原体涂片

【参考区间】

吉姆萨染色:未发现包涵体。

【标本采集要求】

眼:将脓性分泌物洗净,用拭子在结膜上或下穹隆用力涂擦,或取眼结膜刮片,置于运送培养基送检。

泌尿生殖道:深入阴道 3～4 cm 取样,输卵管炎需用注射器针头直接从输卵管吸取,置于运送培养基送检。

小儿肺炎:用拭子在鼻咽后部或咽喉采集,置于运送培养基送检。

淋巴肉芽肿:直接取淋巴结脓液,如无脓液可注入灭菌盐水,分离镜检。

【异常结果解读】

阳性:衣原体感染可能,其中,沙眼衣原体可引起沙眼、包涵体结膜炎、泌尿生殖道感染或性病淋巴肉芽肿;肺炎衣原体可引起青少年急性呼吸道感染,如肺炎、支气管炎、咽炎、心包炎、心肌炎或心内膜炎。

二十三、衣原体培养

【参考区间】

培养无衣原体生长。

【标本采集要求】

眼:将脓性分泌物擦净,用拭子在结膜上穹隆或下穹隆用力涂擦,或取眼结膜刮片,置于运送培养基送检。

泌尿生殖道:深入阴道 3～4 cm 取样,输卵管炎用注射器针头直接从输卵管吸取,置于运送培养基送检。

小儿肺炎:用拭子在鼻咽后部或咽喉采集,置于运送培养基送检。

淋巴肉芽肿:直接取淋巴结脓液,如肿大淋巴结无脓液,可注入灭菌盐水,用抽取液分离镜检。

【异常结果解读】

阳性:活动性衣原体感染,需进一步治疗。

二十四、支原体培养

【参考区间】

培养无支原体生长。

【标本采集要求】

采集痰、咽拭子、鼻咽洗液和支气管分泌物。立即送检和接种。

【异常结果解读】

阳性:支原体感染。其中,肺炎支原体主要引起上呼吸道感染、气管炎、支气管炎、肺炎等,多为轻度且自限。严重时可引起肺外并发症,如脑膜炎、脊髓炎等。解脲脲原体可引起非淋球菌性尿道炎、前列腺炎、女性阴道炎或宫颈炎等。

二十五、病毒培养及鉴定

【参考区间】

无病毒生长。

警告值:＜5岁儿童副流感病毒培养阳性。分离出呼吸道合胞病毒(RSV)。检出狂犬病病毒。

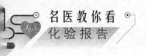
【标本采集要求】

疾病早期采集,以3天为佳,无菌操作采取各种疑似感染标本,如鼻咽拭子、鼻咽洗液、痰、尿、粪便或血液等,直接接种于培养细胞。

【异常结果解读】

阳性:病毒感染。

表66 各部位感染与相应病毒

感 染	病 毒
中枢神经系统	肠病毒、HSV、流行性腮腺炎病毒、狂犬病病毒、虫媒病毒
围产期	CMV、肠病毒、HSV
眼	腺病毒、肠病毒、HSV
胃肠道	腺病毒、轮状病毒、Norwalk病毒
生殖道	HSV
心脏	柯萨奇病毒、CMV、甲型流感病毒、乙型流感病毒
肝脏	EBV、甲型肝炎病毒、乙型肝炎病毒、丙型肝炎病毒
单核细胞增多症	CMV、HIV、EBV
斑丘疹	腺病毒、肠病毒、副流感、RSV、风疹、麻疹、柯萨奇病毒、埃可病毒
水疱疹	HSV、VZV、牛痘
呼吸道	腺病毒、柯萨奇病毒、埃可病毒、HSV、CMV、肠病毒、流感病毒、副流感病毒、RSV、鼻病毒
泌尿道	腺病毒、CMV

注:HSV,单纯疱疹病毒;CMV,巨细胞病毒;EBV, EB病毒;HIV,人免疫缺陷病毒;RSV,呼吸道合胞病毒;VZV,水痘带状疱疹病毒。

（盛 欢 胡晓波）

第二节 药物敏感试验

一、常规药敏试验

【参考区间】

敏感(S)/耐药(R)/中介(I)。

表67 肠杆菌科细菌纸片扩散法药物敏感试验判断标准

药 敏 纸 片	判断标准(mm)		
	敏感(S)	中介(I)	耐药(R)
氨苄西林(10 μg)	≥17	14~16	≤13
哌拉西林(100 μg)	≥21	18~20	≤17
氨苄西林/舒巴坦(10/10 μg)	≥15	12~14	≤11
哌拉西林/他唑巴坦(100/10 μg)	≥21	18~20	≤17
头孢唑啉(30 μg)	≥23	20~22	≤19
头孢克洛(30 μg)	≥18	15~17	≤14
头孢呋辛(30 μg)	≥18	15~17	≤14
头孢噻肟(30 μg)	≥26	23~25	≤22
头孢他啶(30 μg)	≥23	20~22	≤19
头孢吡肟(30 μg)	≥25	19~24	≤18
亚胺培南(10 μg)	≥23	20~22	≤19
美罗培南(10 μg)	≥23	20~22	≤19
阿米卡星(30 μg)	≥17	15~16	≤14
庆大霉素(10 μg)	≥15	13~14	≤12
环丙沙星(5 μg)	≥26	22~25	≤21
左氧氟沙星(5 μg)	≥21	17~20	≤16
甲氧苄啶/磺胺甲噁唑(1.25/23.75 μg)	≥16	11~15	≤10
呋喃妥因(300 μg)	≥17	15~16	≤14

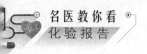
表68 假单胞菌属细菌纸片扩散法药物敏感试验判断标准

药 敏 纸 片	判断标准(mm)		
	敏感(S)	中介(I)	耐药(R)
哌拉西林(100 μg)	≥21	15~20	≤14
哌拉西林/他唑巴坦(100/10 μg)	≥21	15~20	≤14
头孢他啶(30 μg)	≥18	15~17	≤14
头孢吡肟(30 μg)	≥18	15~17	≤14
亚胺培南(10 μg)	≥19	16~18	≤15
美罗培南(10 μg)	≥19	16~18	≤15
氨曲南(30 μg)	≥22	16~21	≤15
阿米卡星(30 μg)	≥17	15~16	≤14
庆大霉素(10 μg)	≥15	13~14	≤12
环丙沙星(5 μg)	≥25	19~24	≤18

表69 不动杆菌属细菌纸片扩散法药物敏感试验判断标准

药 敏 纸 片	判断标准(mm)		
	敏感(S)	中介(I)	耐药(R)
哌拉西林(100 μg)	≥21	18~20	≤17
哌拉西林/他唑巴坦(100/10 μg)	≥21	18~20	≤17
头孢他啶(30 μg)	≥18	15~17	≤14
头孢噻肟(30 μg)	≥23	15~22	≤14
头孢吡肟(30 μg)	≥18	15~17	≤14
亚胺培南(10 μg)	≥22	19~21	≤18
美罗培南(10 μg)	≥18	15~17	≤14
阿米卡星(30 μg)	≥17	15~16	≤14
庆大霉素(10 μg)	≥15	13~14	≤12
环丙沙星(5 μg)	≥21	16~20	≤15

表 70　嗜麦芽窄食单胞菌纸片扩散法药物敏感试验判断标准

药　敏　纸　片	判断标准(mm)		
	敏感(S)	中介(I)	耐药(R)
米诺环素(30 μg)	≥19	15~18	≤14
左氧氟沙星(5 μg)	≥17	14~16	≤13
甲氧苄啶/磺胺甲噁(1.25/23.75 μg)	≥16	11~15	≤10

表 71　洋葱伯克霍尔德菌纸片扩散法药物敏感试验判断标准

药　敏　纸　片	判断标准(mm)		
	敏感(S)	中介(I)	耐药(R)
头孢他啶(30 μg)	≥21	18~20	≤17
美罗培南(10 μg)	≥20	16~19	≤15
米诺环素(30 μg)	≥19	15~18	≤14
甲氧苄啶/磺胺甲噁(1.25/23.75 μg)	≥16	11~15	≤10

表 72　葡萄球菌属纸片扩散法药物敏感试验判断标准

药　敏　纸　片	判断标准(mm)		
	敏感(S)	中介(I)	耐药(R)
青霉素(10 U)	≥29		≤28
氨苄西林/舒巴坦(10/10 μg)	≥15	12~14	≤11
红霉素(15 μg)	≥23	14~22	≤13
克林霉素(2 μg)	≥21	15~20	≤14
庆大霉素(10 μg)	≥18	14~17	≤13
左氧氟沙星(5 μg)	≥19	16~18	≤15
甲氧苄啶/磺胺甲噁唑(1.25/23.75 μg)	≥16	11~15	≤10
利福平(5 μg)	≥20	17~19	≤16
利奈唑胺(30 μg)	≥21		≤20

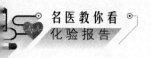

表 73　肠球菌属细菌纸片扩散法药物敏感试验判断标准

药　敏　纸　片	判断标准(mm)		
	敏感(S)	中介(I)	耐药(R)
氨苄西林(10 μg)	≥17		≤16
万古霉素(30 μg)	≥17	15～16	≤14
替考拉宁(30 μg)	≥14	11～13	≤10
左氧氟沙星(5 μg)	≥17	14～16	≤13
呋喃妥因(300 μg)	≥17	15～16	≤14
利奈唑胺(30 μg)	≥23	21～22	≤20
磷霉素(200 μg)	≥16	13～15	≤12
氯霉素(30 μg)	≥18	13～17	≤12

表 74　链球菌属细菌纸片扩散法药物敏感试验判断标准

药　敏　纸　片	判断标准(mm)		
	敏感(S)	中介(I)	耐药(R)
青霉素(1 μg)	≥20		
红霉素(15 μg)	≥21	16～20	≤15
克林霉素(2 μg)	≥19	16～18	≤15
万古霉素(30 μg)	≥17		
左氧氟沙星(5 μg)	≥17	14～16	≤13

【标本采集要求】

采用细菌培养分离后标本,疑为致病菌的细菌进行药敏试验。

【异常结果解读】

需按临床和实验室标准协会(CLSI)最新标准解释检测结果;预测抗菌药物治疗效果,如为 S,则疗效可能有效,如为 R,治疗肯定无效;指导医生选择使用抗生素,提供选药依据,监测耐药性,分析耐药菌变迁、控制和预防耐药菌感染发生与流行。耐药菌引起的感染已证明很难治疗。

二、真菌药敏试验

【参考区间】

敏感(S)/耐药(R)/中介(I)。

表75　真菌药物敏感试验判断标准

药物	真　菌	判断标准(mm)		
		敏感(S)	中介(I)	耐药(R)
卡泊芬净	白色念珠菌,克鲁斯念珠菌,热带念珠菌	≥17	15～16	≤14
	季也蒙假丝酵母菌,近平滑假丝酵母菌	≥13	11～12	≤10
米卡芬净	白色念珠菌,克鲁斯念珠菌,热带念珠菌	≥22	20～21	≤19
	季也蒙假丝酵母菌,近平滑假丝酵母菌	≥16	14～15	≤13
	光滑假丝酵母菌	≥30	28～29	≤27
伏立康唑	白色念珠菌,近平滑假丝酵母菌,热带念珠菌	≥17	15～16	≤14
	克鲁斯念珠菌	≥15	13～14	≤12
氟康唑	白色念珠菌,近平滑假丝酵母菌,热带念珠菌	≥17	14～16	≤13

【标本采集要求】

采用真菌培养分离后标本,疑为致病菌的真菌进行药敏试验。

【异常结果解读】

需按临床和实验室标准协会(CLSI)最新标准解释检测结果;预测真菌药物治疗效果;监测敏感群体菌株耐药发生和预期新药潜在疗效。

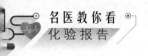

三、解脲脲原体(UU)、人型支原体(MH)药敏试验

【参考区间】

敏感(S)/耐药(R)/中介(I)。

【标本采集要求】

生殖道标本。男性：用无菌拭子(以无菌生理盐水润湿)，取尿道分泌物、0.5 ml 精液或中段尿；女性：用无菌拭子，取宫颈或阴道分泌物。

其他标本：用无菌拭子，取羊水、关节液、脑脊液、支气管分泌物、鼻、咽或耳分泌物。

【异常结果解读】

常用抗生素及其浓度：林可霉素、多西环素(强力霉素)、米诺环素(美满霉素)、大观霉素和克拉霉素，其浓度为 4 mg/L 和 8 mg/L；罗红霉素、交沙霉素、阿奇霉素、环丙沙星、司帕沙星、氧氟沙星、左氧氟沙星和诺氟沙星，其浓度为 1 mg/L 和 4 mg/L。

在同种抗生素的低、高浓度均呈阴性(黄色)时，对该抗生素敏感；在同种抗生素低浓度呈阳性(红色)、高浓度呈阴性(黄色)时，对该抗生素中度敏感；在同种抗生素低、高浓度均呈阳性(红色)时，对该抗生素耐药。医生可按敏感、中度敏感或耐药采取最合理、有效、安全的抗生素使用。

（盛　欢　胡晓波）